MALADIES TROPICALES NEGLIGÉES ET INFECTIONS NOSOCOMIALES EN AFRIQUE

Un défi de santé publique

Collection « Études africaines »

dirigée par Denis Pryen et son équipe

Forte de plus de mille titres publiés à ce jour, la collection « Études africaines » fait peau neuve. Elle présentera toujours les essais généraux qui ont fait son succès, mais se déclinera désormais également par séries thématiques : droit, économie, politique, sociologie, etc.

Dernières parutions

Michael AKINPELU, *La langue française au Nigéria. La difficile intégration,* 2020.
Mohamed HARAKAT, *La nouvelle diplomatie économique en Afrique. Paradigmes et modèles*, 2020
Olo SIB PALÉ, *Au cœur d'une administration douanière africaine. Douane en action*, 2020.
Jean KOUFAN MENKÉNÉ, René BIDIAS, *La diplomatie camerounaise au service du nouvel ordre économique international. 1960-1981*, 2020.
Chrysostome CIJIKA KAYOMBO, *Histoire de la pédagogie. Lumière sur la pédagogie traditionnelle africaine*, 2020.
Olo Sib PALE, *Au cœur d'une administration douanière africaine*, 2020.
Thalès DJIMRASSEM et Reoular NDIGMBAYEL, *Pour une éducation à la paix et au développement au Tchad,* 2020. Firmin Marius Olivaint NYAMA (coord.), *La violence au Gabon,* 2020.
Jose Do NASCIMENTO, *La pensée politique de Cheikh Anta Diop,* 2020.
Giscard Kevin DESSINGA, *Démocraties au four et au moulin, Alternance et conflits électoraux,* 2020
Roger NDONA KAYAMBA, *La production agricole dans la Province du Kwilu (RDC)*, 2020.

Julienne Louise Ngo Likeng (Dir)

MALADIES TROPICALES NEGLIGÉES ET INFECTIONS NOSOCOMIALES EN AFRIQUE

Un défi de santé publique

COLLECTIF ANTHROPOLOGIE - SANTÉ PUBLIQUE (CASP)

L'Harmattan

5-7, rue de l'École-Polytechnique – 75005 Paris

www.editions-harmattan.fr

ISBN : 978-2-343-20845-9
EAN : 9782343208459

Le présent ouvrage a été élaboré à partir des communications présentées lors du colloque international organisé à l'Hôtel la Falaise de Yaoundé (Cameroun) du 26 au 27 avril 2016 par le *Collectif Anthropologie-Santé publique*[1].

[1] Le ***Collectif Anthropologie-Santé Publique*** (CASP) est un mouvement scientifique créé en 2016 par **Dr Julienne Louise Ngo Likeng**. Elle est actuellement Chargée de cours statutaire, Coordonnateur des Masters Santé Publique et Gestion Hospitalière et Sanitaire et Responsable adjoint de l'Unité de Formation Doctorale en Santé publique à l'Ecole des Sciences de la Santé de l'Université Catholique d'Afrique centrale. Le but dudit Collectif est de former dans la recherche et mener des réflexions et des actions concrètes sur les grands problèmes de santé de l'ère selon une approche pluridisciplinaire afin de proposer des solutions.

Comité scientifique

Professeur Benjamain Alexandre Nkoum, Université Catholique d'Afrique Centrale

Professeur Antoine Socpa, Université de Yaoundé 1

Professeur Mebenga Tamba Luc, Université de Yaoundé 1

Professeur Ignace Bertrand Ndzana, Université de Ngaoundéré

Professeur Yves Bertrand Djouda Feudjio, Université de Yaoundé 1

Docteur Julienne Louise Ngo Likeng, Université Catholique d'Afrique Centrale

Les auteurs

Julienne Louise Ngo Likeng : Chargée de cours statutaire, Anthropologue, Ecole des Sciences de la Santé, Université Catholique d'Afrique Centrale

Antoine Socpa : Professeur Titulaire, Anthropologue, Université de Yaoundé 1

Ignace Bertrand Ndzana : Maître de Conférences, Anthropologue, Université de Ngaoundéré

Benedict Taa Nguimbis Esseme : Epidémiologiste, Ecole des Sciences de la Santé, Université Catholique d'Afrique Centrale

Hermine Raissa Hell : Epidémiologiste, Ecole des Sciences de la Santé, Université Catholique d'Afrique Centrale, Institut Médical des Plantes Médicinales

Yves Bertrand Djouda Feudjio : Maître de Conférences, Sociologue, Université de Yaoundé 1

Justin Ndié : Epidémiologiste, Ecole des Sciences de la Santé, Ecole des Sciences de la Santé, Université Catholique d'Afrique Centrale, Division de Recherche Opérationnelle en santé

Blaise Hénock. Nguendo Yongsi : Maître de Conférences, Géographe de santé, Institut de Formation en Démographie en Afrique francophone, Université de Yaoundé 2

Alexandre Ndjalla : Anthropologue, Univsersité de Yaoundé 1

Désiré Tchoffo: Epidémiologiste, Cameroon Society of Epidemiology (CaSE), Yaoundé, Cameroon

Sévilor Kekeunou : Ecologiste, Faculté des sciences, Univsersité de Yaoundé 1

Arnoux Mouafo N. : Antropologue, Faculté des Arts, Lettres et Sciences Humaines, Université de Yaoundé I, Yaoundé, Cameroun

Nana Hugues Clotaire : Epidemiologiste, Centre de Recherche sur Filarioses et Maladies Tropicales Négligées, (CREFILMT) Yaoundé, Cameroon

Marius Mvounking : Immunologiste, Programme Elargi de Vaccination (PEV-MINSANTE)

Armand S. Nkwescheu: Epidémiologiste, Cameroon Society of Epidemiology (CaSE), Yaoundé, Cameroon

Désiré Francis Keubou : Anthropologue, Université de Yaoundé 1

Blandine A. Tapo : Analyste médical, Centre d'Enseignement Spécialisé des Techniques D'Analyses Médicales (CESTAM)

Salomon Philippe Nguwoh : Spécialiste en Santé Publique, MINSANTE

Christian Taheu Ngounouh. : Spécialiste en Sciences de la Santé option Maladies infectieuses, Institut des Sciences et Techniques Appliquées à la Santé (ISTAS)

Gauthier Gilbert Bong Bong : Spécialiste en Sciences de la Santé, Centre d'Enseignement Spécialisé des Techniques D'Analyses Médicales (CESTAM)

Joseph Fokam : Spécialiste en Sciences de la Santé, CIRCB

Paulette Eyono : Infirmière, Spécialiste en Gestion Hospitalière et Sanitaire, Ecole des Sciences de la Santé, Université Catholique d'Afrique Centrale

SOMMAIRE

Liste des abréviations, acronymes et sigles

AES	Accidents d'Exposition au Sang
APOC	African Programme for the Control of Onchocerciasis
APPS	African Partnership for Patient Safety
BU	Buruli Ulcer
CaSE	*Cameroon Society of Epidemiology*
CASP	Collectif Anthropologie-Santé Publique
CESTAM	Centre d'Enseignement Spécialisé des Techniques D'Analyses Médicales
CHE	Centre Hospitalier d'Essos
CHU	Centre Hospitalier Universitaire
CICR	Centre International de Référence Chantal BIYA
CNPS	Caisse National de Prévoyance Nationale
CP	Cause Perçue
CRERSHC	Comité Régional d'Ethique de la Recherche en Sciences Humaines du Centre
DRSPC	Délégation Régional de la Santé Publique du Cameroun
EDS-MICS	Enquête Démographique et de Santé et à Indicateurs Multiples
ESS	Ecole des Sciences de la Santé
FGD	Focus Group Discussion
FHV	Fièvres Hémorragiques Virales
FJ	Fièvre Jaune
HCY	Hôpital Central de Yaoundé
HGOPY	Gynéco-Obstétrique et Pédiatrique de Yaoundé
HGY	Hôpital Général de Yaoundé
HYSACAM	Hygiène et Salubrité du Cameroun

ICPIC	International Conference on Prevention and Infection Control
IFORD	Institut de Formation et de Recherche Démographique
IMC	Indice de Masse Corporelle
IMPM	Institut Médical des Plantes Médicinales
IN	Infections Nosocomiales
INS	Institut National de Statistiques
IRD	Institute de Recherche pour le Développement
ISTAS	Institut des Sciences et Techniques Appliquées à la Santé
IVD	Injection Intraveineuse Directe
LNSP	Laboratoire National de Santé Publique
MAPE	Maladies à Potentiel Epidémique
MINEPAT	Ministère de l'Economie, de la Planification et de l'Aménagement du Territoire
MINSANTE	Ministère de la Santé Publique
MSP	Ministère de la Santé Publique
MTN	Maladies Tropicales Négligées
NCHS	National Center of Health Statistics
ODD	Objectifs du Développement Durable
OEPA	Onchocerciasis Elimination Program for the Americas
OMD	Objectifs du Millénaire pour le Développement
OMS	Organisation Mondiale de la Santé
PC	Perceived Cause
PEV	Programme Elargi de Vaccination
PNLSHI	Programme National de Lutte contre la Schistosomiase et les Helminthiases
PUCAC	Presses de l'Université Catholique d'Afrique Centrale
RHS	Ressources humaines de la santé
SAV	Sérum Anti Venimeux
SIS	Système d'Information Sanitaire

SSS	Stratégie Sectorielle de Santé
THA	Trypanosomiase Humaine Africaine
UB	Ulcère de Buruli
UCAC	Université Catholique d'Afrique Centrale
UHH	Unité d'Hygiène Hospitalière
SIDA	Syndrome d'Immuno Défience Acquise
USAID	Agence des Etats-Unis pour le Développement International (United States Agency for International Developement)
USD	United Stated Dollar (Dolar américain)
UY1	Université de Yaoundé 1
VHB	Virus Hépatite B
VHC	Virus Hépatite C
VIH	Virus de l'Immuno-défience Humaine
WC	Toilettes

Avant-propos

La situation géographique du Cameroun le place sous les tropiques, car c'est sous ces « tristes tropiques » (pour reprendre Montaigne) que les Maladies Tropicales Négligées ((MTN) se développent et se propagent. Le pays est traversé par un climat chaud et froid avec d'immenses forêts vierges. De nombreux cours d'eaux alimentent le territoire. D'immenses forêts chaudes et humides dont regorgent certaines parties d'Afrique contribuent à proliférer des maladies dites tropicales. Toutes les conditions sont réunies pour que les populations qui y vivent soient exposées aux nombreuses maladies et plus particulièrement, à celles qui sont dues à la nature. Parmi celles-ci, on peut citer les Maladies Tropicales Nigligées. Parmi celles-ci, on peut citer le paludisme, l'ulcère de Buruli, l'onchocercose, la loase, Rage, Dengue, Dengue sévère (dengue hémorragique), Échinococcose, Filariose lymphatique, Trypanosomiase humaine africaine (maladie du sommeil), Pian, Schistosomiase, Trématodoses d'origine alimentaire, Dracunculose (ver de guinée), Leishmaniose, Maladie de Chagas, Taeniasis/cysticercose, Lèpre. Les maladies dites négligées ont fait leur lit dans les zones forestières et dans les milieux chauds et humides d'Afrique avec une ampleur variée. Les dégâts causés par ces pathologies restent incommensurables et dévastateurs sur les populations. La prise de conscience actuelle face à ces endémies n'est pas à la mesure du mal.

De nombreuses initiatives mises en place pour faire face à cette situation restent éparses et pafois sans effets palpables. Dans certains cas, on observe une sorte d'abandon de responsabilités des pouvoirs publics. Dans d'autres cas, les populations recherchent, à travers leur expérience, des solutions qui se transforment en problème de santé. Dans d'autres cas, les ONG et la communauté internationale essaient de mener des actions sans toujours atteindre de réels résultats escomptés du fait de l'insuffisance des moyens ealloués à leurs initiatives. Si rien n'est fait à l'état actuel des choses, les MTN deviendront dans les prochaines années, une véritable calamité, une crise sanitaire d'envergure aux conséquences sanitaires, économiques et sociales dramatiques.

Par ailleurs, l'ouvrage aborde la problématique des infections nonocomiales. Depuis la survenue de la crise économique des années 80, les hôpitaux publics en Afrique, sont devenus de véritables mouroirs du fait que les pouvoirs publics ne pouvant plus assumer leur responsabilité. L'on observe des difficulés pour les autorités sanitaires et hospitalières à faire face aux questions d'hygiène, de gestion des déchets et de lutte contre les infections nosocomiales. La collecte, la récupération, le recyclage, le traitement et l'élimination finale des déchets hospitaliers deviennent une véritable gageure pour les établissements hospitaliers. Selon Hours (1985) dans *l'Etat sorcier : santé publique et société au Cameroun,* dans *le* secteur public, en matère de soins en général, les conditions dans lesquelles fonctionnent les services hospitaliers sont sordides et ceux-ci apparaissent comme des « mouroirs ». Ainsi, l'Etat selon lui est le seul responsable de cette situation. Il poursuit en estimant que l'Etat apparait comme le seul multiplicateur de la sorcellerie latente dans la société et la méconnaissance qui entoure ce rôle et amène les investissements à être peu productifs.

Malgré ces dispositions institutionnelles, de nombreux dysfonctionnements sont encore observés dans la maîtrise des pratiques d'hygiène hospitalière. Les observations de terrain menées dans la plupart de ces formations sanitaires au Cameroun font dire que les questions d'hygiène, de propreté ou de gestion des déchets restent un défi majeur pour l'ensemble des acteurs du milieu hospitalier. Le nombre des personnes victimes des infections nosocomiales en Afrique devient alarmant. L'hôpital semble donc devenir le lieu par excellence de propagation des maladies. A ce titre, on pourrait qualifier ces établissements de soins de « aidez-moi à mourir » et non à « guérir ». Cette sitiution à notre avis mérite une attention soutenue des hommes de sciences. Les motivations du présent ouvrage sont donc clairement exposées et il ne s'agit ni plus, ni moins qu'une sonnette d'alarme tirée qui doit reveiller les acteurs à différents niveaux. Les auteurs exhortent la communauté tout entière à s'interesser à ces problématiques de santé et de vie et plaident pour la recherche constante des solutions. C'est du reste la préoccupation qui est celle du présent ouvrage.

Le livre présente simultanément les maladies tropicales négligées et les infections nosocomiales comme un défi actuel pour l'Afrique. Dans ce cas, l'ampleur de ces pathologies est présentée et analysée froidement avec une forte interpellation sur la nécessité de considérer ces maladies comme des réels problèmes de santé publique.

L'ouvrage aborde aussi la loase comme une affection hyper endémique dans les zones forestières, laquelle atteint le taux d'infestation qui oscille entre 3 et 35%. Malgré cette hyperendémicité, la loase apparaît toujours comme étant une maladie inconnue ou confuse pour les populations africaines en général et camerounaises en particulier. Pourtant, les populations souffrent fréquemment de cette maladie dont l'attitude des victimes et des témoins semble en déphasage avec la réalité. De même, les considérations, les croyances entretenues par les populations victimes ou témoins de la loase ainsi que les ethnoétiologies, les ethnothérapies et les ethnoprophylaxies entraînent des complications sur sa prise en charge clinique et prophylactique. Le manque d'informations scientifiques sur ces considérations socioculturelles relatives à cette maladie handicaperait toute politique d'intervention et toute stratégie de communication pouvant faciliter sa prise en charge efficiente.

La suite de l'ouvrage traite de la problématique de l'ulcère de buruli qui est une pathologie grave et encore négligée dans les pays africains malgré son ampleur et la gravité de ses symptômes et de ses conséquences sanitaires. L'article examine la littérature existente sur cet important problème de santé tout en mettant l'accent sur ses représentations dans les différents pays au Sud du Sahara où elle sévit. Ainsi, les représentations sur l'étiologie magico religieuse, les percetions et autres croyances sur les ethnothérapies sont analysées à partir des données issues de la revue de littérature.

Dans le même ordre, une analyse des dispositions institutionnelles sur la gestion des pratiques d'hygiène hospitalière et risques d'infections nosocomiales à Yaoundé est proposée. Cette reflexion constate que des dispositions institutionnelles ont été construites jusqu'ici par les autorités sanitaires et hospitalières pour faire face aux questions d'hygiène, de gestion des déchets et de lutte contre les infections nosocomiales. Malgré ces dispositions institutionnelles, de nombreux dysfonctionnements sont encore observés dans la maîtrise des pratiques d'hygiène hospitalière. Les observations de terrain menées à Yaoundé font dire que les questions d'hygiène, de propreté ou de gestion des déchets restent un défi majeur pour l'ensemble des acteurs du milieu hospitalier.

Dans la même optique, une évaluation des risques associés à la gestion des déchets hospitaliers dans les établissements sanitaires de référence de la Région du Nord-Cameroun est proposée. Ladite évaluation fait constater que les déchets hospitaliers issus de l'activité de soins, constituent un risque sanitaire certain tant pour le personnel de santé que pour les populations. Dans les formations sanitaires du Cameroun en général et celles de la Région du Nord en particulier, le processus d'élimination des déchets de soins reste inadéquat. L'on apprend que la manipulation des déchets hospitaliers constitue un risque élevé de contamination aussi bien chez les patients que chez les prestataires de soins. On en vient à conclure que la sensibilisation et le renforcement des capacités du personnel sur la prévention des accidents et risques liés à la gestion des déchets hospitaliers dans les formations sanitaires s'avèrent indispensables.

L'ouvrage propose également une reflexion sur les pathologies hospitalières et impacts socio-sanitaires au cameroun : perceptions, représentations des causes et conséquences des infections nosocomiales. Cette reflexion est en quelque sorte une exhortation qui s'exclame en ces termes : Et quand l'hôpital rend malade ! Les infections nosocomiles ont un impact social et sanitaire dans les hôpitaux du Cameroun. La reflexion met en exergue les causes et les conséquences de ces nouvelles morbidités souvent mal comprises et perçues par les populations, ne comprenant pas comment un espace dans lequel l'on est censé recevoir la santé nous en expose plutôt à de nouvelles affections.

Ensuite, une analyse sur les perceptions, les connaissances et le savoir faire des tradipraticiens du cameroun sur les morsures de serpent est proposée. L'on apprend que, le traitement des morsures de serpent est sujet à plusieurs recours thérapeutiques au sein desquels figure celui de la médecine dite traditionnelle. Les tradipraticiens, sont parfois les premiers consultés avant le transfert des patients vers les formations sanitaires. La reflexion permet de constater que les tradipraticiens perçoivent différemment les cas de morsures qu'ils reçoivent. Ils distinguent dans leur pratique les morsures « normales », les morsures «de mauvais sort », les morsures «de règlement de compte » et des morsures «d'avertissement ». Le traitement des morsures par les tradipraticiens varie en fonction de la représentation faite du serpent responsable du cas de morsure en présence. Cette perception intègre non seulement des faits explicables par la raison mais aussi des construits dont les clés de lecture réservées aux initiés, s'apparentent au paranormal.

Une autre reflexion se questionne si l'hôpital au Cameroun est un espace thérapeutique ou un espace pathogène. Car, l'on constate qu'à la recherche des soins, certaines circonstances amènent des patients à s'infecter dans des structures hospitalières. Cette situation donne lieu à une infection nosocomiale. Les précédents travaux ont fait le point sur la typologie des déchets hospitaliers mais n'ont pas décrit les conditions d'hygiène des patients hospitalisés. L'article étudie le mode de vie des patients internés à « l'hôpital chinois » de Mbalmayo pour explorer les facteurs prédisposant à une infection nosocomiale. Les éléments suivants sont considérés comme étant des facteurs à risque aux infections nosocomiales : la vétusté des infrastructures, l'entretien insuffisant du matériel à usage commun dans les salles d'hospitalisation, l'insalubrité de l'environnement qui facilite la circulation des moustiques et autres insectes. Toutefois, ces facteurs sont conjecturels et peuvent disparaître si cette structure hospitalière revisite sa politique de la gestion de l'hygiène.

L'ouvrage s'achève en abordant les parasitoses intestinales et Profil Nutritionnel chez les Enfants Pré-Scolarisés et Scolarisés en milieu Sémi-rural au Cameroun. Il est évident que la malnutrition et les infestations parasitaires constituent un frein à une croissance normale chez les enfants dans les pays en voix de développement, avec un impact néfaste sur leur quotient intellectuel (QI) et la contribution au développement sociétal. La reflexion invite à prendre conscience de l'importance de cette comorbidité en contexte de ressources limitées et conseille d'implémenter des actions préventives adaptées aux priorités sanitaires locales.

Ainsi qu'on le voit, il est clair, il s'agit d'un ouvrage majeur, une contribution significative dans la lutte contre la maladie. Cet ouvrage a le mérite d'aborder deux problématiques laissées pour compte mais pourtant capitales et actuelles à savoir : les Maladies Tropicales Négligées et les infections nosocomiales. Sans nul doute qu'il suscitera une émulation et des actions souhaitées afin que ces pathologies des temps ancienss et modernes soient considérées comme des réelles ménaces pour l'humanité.

Dr Julienne Louise Ngo Likeng

Coordonnateur du CASP
likeng12@yahoo.com

Les Maladies Tropicales Négligées et les infections nosocomiales : un défi actuel pour l'Afrique

Antoine SOCPA[1]

Résumé

Les maladies tropicales négligées (MTN) et les infections nosocomiales (IN) portent de toute évidence sur une question d'actualité médicale brûlante. Cette thématique nous plonge au cœur du débat sur la situation sanitaire des femmes et des hommes dont les tropiques sont le milieu naturel d'habitat, de vie et de survie. C'est sous ces « tristes tropiques » (pour reprendre Montaigne) que les MTN et les infections ont fait leur lit. Dans le même ordre d'idée, on serait tenté d'affirmer que les infections nosocomiales ont atteint des proportions alarmantes. Il s'agit des affections contractées par un patient, un personnel de santé, un garde malade ou toute autre personne au cours de son hospitalisation ou de son séjour dans un établissement hospitalier. Notre reflexion vise à présenter l'ampleur de ces affections avec quelques conséquences sanitaires, économiques et sociales désastreuses qu'elles engendrent.

Mots clés : Maladies Tropicales Négligées (MTN), infections nosocomiales, patients, affections

Abstract

Neglected *tropical diseases (NTDs) and nosocomial infections (NTIs) are obviously about a hot topic of medical news. This theme takes us to the heart of the debate on the health situation of women and men whose tropics are the natural environment of habitat, life and survival. It is under these "sad tropics" (to recapture Montaigne) that NTDs and nosocomial infections have made their bed. In the same vein,*

[1] Anthropologue médical - Professeur titulaire, Département d'Anthropologie – Université de Yaoundé I.

we would be tempted to say that nosocomial infections have reached alarming proportions. These are the conditions contracted by a patient, a health staff, a sick warden or any other person during his hospitalization or his stay in a hospital. Our reflection aims to present the extent of these affections with some disastrous health, economic and social consequences that they generate.

Key words : *Neglected Tropical Diseases (NTDs), nosocomial infections, patients, conditions*

Introduction

L'Afrique demeure le continent où les maladies de diverses origines y sont repertoriées. On y observe : les maladies chroniques, les maladies rares, les maladies andémiques et surtout les maladies tropicales négligées qui sévissent avec une rare intensité. La nature et le climat de ce continent ne constituent pas uniquement un avantage. Mais, ces données naturelles constituent également un lourd fardeau pour la santé des populations. Défavorisés sur le plan économique du fait de leur situation des pays en développement, la Etats africains en déhors du combat pour leur essor, doivent également faire face à la lutte contre les MTN. L'ampleur de celles-ci n'est plus à démontrer si l'on s'en tient à leur nombre impressionnant.

Cet article à travers une approche méthodologique a yant privilégié la collecte documentaire se contente d'énumérer et de présenter ces maladies tropicales négligées. Dans le même temps, une incursion sur leur ampleur, les dégats sanitaires et économiques qu'elles causent aux victimes.

Pourquoi les MTN et les IN (seulement) sous les tropiques ?

Les tropiques sont-elles un terrain fertile pour certaines maladies ? Une observation rapide de l'environnement hospitalier des pays politiquement, géographiquement et économiquement périphériques en général et africain en particulier permet de se rendre compte que malgré les financements alloués et une certaine volonté politique (formation des ressources humaines), la conception et la mise en œuvre des programmes de lutte contre ces pathologies d'un type particulier, l'on reste confronter à des défis sans cesse renouvelés. En fait, l'immensité des problèmes à résoudre est telle que les acteurs, même les plus téméraires, sont envahis par le découragement. Ces acteurs sont à la fois locaux et internationaux. La notion de Maladies Tropicales Négligées (MTN) semble être fille de ce désespoir affichée par les développeurs (organismes d'aide au développement). Elles sont négligées, pas parce qu'elles sont à prévalence statistique négligeable, loin sans faut, mais aussi et surtout parce que les efforts consentis en matière de recherche fondamentale, en ressources humaines et matérielles tardent à fournir les résultats escomptés. L'on assiste en effet à une augmentation du nombre de personnes infectées et pour le moins à des formes multi résistantes parfois attribuables à certaines pesanteurs socioculturelles et à la disette matérielle des couches de populations d'origine sociale pauvre.

L'interpellation des chercheurs en sciences humaines et sociales à cogiter sur la prévalence ascendante des infections nosocomiales et des maladies tropicales négligées est donc une entreprise osée. En effet loin de s'en tenir au paresseux constat des faits, les sciences de l'humain (anthropologie & sociologie) s'intéressant aux questions de santé et de maladie sont obligées, par leur nature, de jeter un regard inquisiteur et critique sur les problèmes de santé publique sous lesquels ploient les pays africains en général et le Cameroun en particulier. C'est certainement dans ce chantier de démolition des pratiques et comportements médicales surannés que les organisateurs du présent colloque convient les panélistes. Leur mission n'est pas seulement celle de la critique et de la déconstruction, mais elle est aussi de bâtisseur, de conseiller, de guide et de mentor des professionnels de la santé publique et des décideurs politiques qui arpentent l'espace médical.

Clarification conceptuelle : à propos des MTNs et INs

Maladies tropicales négligées

Par « maladies tropicales », l'on désigne la gamme des pathologies rencontrées seulement ou principalement en zone tropicale. Autrement dit, il s'agit d'affections infectieuses sévissant dans les zones écologiques et géographiques à climat chaud et humide. L'Organisation Mondiale de la Santé (OMS) estime que près d'un milliard de personnes dans 149 pays souffrent d'une ou plusieurs maladies tropicales négligées. Celles-ci sont souvent provoquées par des virus, des bactéries, des parasites ou des helminthes. Certaines des maladies sont appelées négligés parce qu'elles ne suscitent pas souvent beaucoup d'attention. Elles sont à prévalence forte dans les pays en développement caractérisés par un déficit hygiène, un manque d'eau potable et d'un accès déficient aux services de santé de base. Sur le plan sanitaire, elles entraînent une maladie continuelle, un développement lent, une incapacité de fonctionnement et une défiguration, toutes choses qui amenuisent les capacités motrices et fonctionnelles. Comme résultat final, elles plongent le patient et sa famille (les dépendants) dans l'ostracisme et la pauvreté.

Typologie des MTNs

Le dernier recensement de l'OMS (2015) indique une liste de 17 MTNs : Rage, Dengue, Dengue sévère (dengue hémorragique), Échinococcose, Filariose lymphatique, Ulcère de Burilli, Trypanosomiase humaine africaine (maladie du sommeil), Pian, Schistosomiase, Trématodoses d'origine alimentaire, Dracunculose (ver de guinée), Leishmaniose, Maladie de Chagas, Taeniasis/ cysticercose, Lèpre, Onchocercose.

Rage

Presque toujours mortelle une fois que les symptômes cliniques sont apparus, son virus est transmis par des chiens domestiques dans plus de 99% des cas chez l'homme. Elle se transmet à l'homme par la salive de ceux-ci lors d'une morsure ou d'une égratignure d'animaux infectés. Présente sur tous les continents sauf l'Antarctique, plus de 95% des cas humains mortels surviennent en Asie et en Afrique. Elle est dite négligée car touchant des populations pauvres et vulnérables, principalement des zones rurales reculées.

Dengue

C'est une maladie virale transmise par les moustiques qui s'est propagée rapidement ces dernières années. La piqûre des femelles infectées de moustiques transmet à l'homme le virus. L'espèce Aedes aegypti, et dans une moindre mesure d'A. Albopictus transmet également les virus du chikungunya, de la fièvre jaune et de Zika. Elle est largement répandue en zone tropicale avec des variations locales, fonction des précipitations, de la température, de l'urbanisation rapide et non maîtrisée.

Dengue sévère

Encore appelée Dengue hémorragique, elle a été reconnue pour la première fois dans les années 1950 aux Philippines et en Thaïlande sous forme d'épidémie. Aujourd'hui, les pays les plus touchés sont ceux d'Asie et d'Amérique latine. Elle est une cause majeure d'hospitalisation et de mortalité des enfants.

Échinococcose

La forme humaine de cette maladie est une zoonose, une maladie transmise à l'homme par l'animal. Elle est causée par des parasites, les ténias du genre Echinococcus et se décline en quatre types :

- L'échinococcose cystique, ou hydatidose, due à Echinococcus granulosus ;
- L'échinococcose alvéolaire, due à E. multilocularis ;
- L'échinococcose polycystique, due à E. vogeli ;

L'échinococcose unicystique, due à E. oligarthrus.

D'un point de vue médical et sur le plan de la santé publique, les deux premières sont les formes principales chez l'homme.

Filariose lymphatique

Communément appelée éléphantiasis, est infection qui se produit lorsque les parasites filaires responsables de la maladie sont transmis à l'homme par des moustiques. Généralement contractée dans l'enfance, cette infection provoque des dommages non apparents dans le système lymphatique. Les manifestations visibles sont le lymphœdème, l'éléphantiasis et la tuméfaction du scrotum, n'apparaissant que plus tard dans la vie et entraînant des incapacités permanentes. En dehors des incapacités physiques, nous avons aussi les troubles mentaux et les problèmes sociaux et financiers, qui sont autant d'agents de stigmatisation et de pauvreté. Environ 80% des personnes concernées vivent en Angola, au Cameroun, en Côte d'Ivoire, en Inde, en Indonésie, au Myanmar, au Mozambique, au Nigéria, en République démocratique du Congo et en Tanzanie.

Ulcère de Buruli

Maladie chronique débilitante de la peau qui résulte de l'infection par Mycobacterium ulcerans, micro-organisme appartenant à la famille des bactéries responsables de la tuberculose et de la lèpre, faute d'un traitement précoce laisse chez les patients des séquelles fonctionnelles invalidantes sur le long terme. Cette pathologie est signalée dans 33 pays d'Afrique, des Amériques, d'Asie et du Pacifique occidental. Les pays communiquant autour de cette pathologie sont pour l'Afrique : le Bénin, le Cameroun, la Côte d'Ivoire, le Ghana et la République démocratique du Congo. En 2014, 2200 nouveaux cas ont été notifiés dans 12 sur les 15 pays signalant régulièrement les cas à l'OMS.

Trypanosomiase humaine africaine (maladie du sommeil)

C'est une parasitose à transmission vectorielle. Le parasite est un protozoaire appartenant au genre Trypanosoma qui se transmet par la piqûre d'une glossine (mouche tsé-tsé) elle-même infectée à partir d'êtres humains ou d'animaux porteurs de parasites pathogènes. Cette mouche se trouve uniquement en Afrique subsaharienne avec des variations d'une zone à l'autre. Elle se présente sous deux formes, dues à deux parasites différents : Le Trypanosoma brucei gambiense qui se retrouve dans 24 pays d'Afrique de l'Ouest et d'Afrique centrale et qui agit en latence. Lorsque les symptômes surviennent, elle est souvent déjà à un stade avancé et le système nerveux central atteint ; Le Trypanosoma brucei rhodesiense est présent dans 13 pays d'Afrique orientale et d'Afrique australe. Les premiers signes s'observent quelques mois ou semaines après l'infection. Elle évolue rapidement et envahit le système nerveux central.

Pian

Elle fait partie d'un groupe d'infections bactériennes chroniques dues à des tréponèmes qui comprend aussi la syphilis endémique (béjel) et la pinta et que l'on désigne couramment par le terme «tréponématoses endémiques ». Le pian est la plus courante de ces infections. L'agent causal est le Treponema pallidum sous-espèce pertenue, proche génétiquement des bactéries responsables des tréponématoses endémiques non vénériennes moins courantes, béjel et pinta, et de T. pallidum sous-espèce pallidum, agent causal de la syphilis. Principalement présente dans les régions forestières tropicales chaudes et humides d'Afrique, d'Asie, d'Amérique latine et du Pacifique, elle se transmet par contact direct (de personne à personne) non vénérien avec l'exsudat d'une lésion présente chez une personne infectée. En l'absence de traitement ou de prise en charge adéquate, l'infection peut conduire à des déformations ou à des mutilations et à une invalidité chronique.

Schistosomiase

Parasitose chronique dont la transmission est avérée dans 78 pays, elle est provoquée par le Schistosoma (trématode) de douve du foie dont les larves se développant à l'intérieur et relâchées dans certaine substance d'eau douce d'escargot. La maladie est transmise en pataugeant, par natation ou lavage dans l'eau contaminée. Les larves se développent à la maturité à l'intérieur des veines intestinales des êtres humains, et pondent des œufs dans les veines et les tissus environnants, produisant des réactions débilitantes sévères.

Trématodoses d'origine alimentaire

Elles touchent plus de 56 millions de personnes dans le monde et sont provoquées par des vers, les trématodes (douves), dont les espèces les plus répandues sont Clonorchis, Opisthorchis, Fasciola et Paragonimus. Les personnes sont infestées à travers la consommation de poisson, de crustacés et de légumes crus ou mal cuits qui hébergent le parasite à un stade larvaire minuscule.

Dracunculose ou maladie du ver de Guinée

Maladie parasitaire invalidante provoquée par Dracunculus medinensis, long ver filiforme. La contamination se fait exclusivement par l'ingestion d'eau contaminée par des puces d'eau parasitées. Elle est rarement mortelle et les personnes atteintes peuvent être handicapés pendant des mois.

Maladie de Chagas

Baptisée du nom de Carlos Ribeiro Justiniano Chagas, médecin l'ayant découverte en 1909, elle est connue sous le nom de trypanosomiase américaine. Potentiellement mortelle, elle est provoquée par un protozoaire, Trypanosoma cruzi (T. cruzi) et est transmise à l'homme par contact avec les déjections de triatome, variété de punaise portants différents noms selon la région géographique. On estime à 6 voire 7 millions les personnes infectées dans le monde, principalement en Amérique latine où elle est endémique.

Leishmaniose

Elle est provoquée par un parasite protozoaire du genre Leishmania qui compte plus de 20 espèces différentes. Il est connu que plus de 90 espèces de phlébotomes transmettent les parasites du genre Leishmania. Transmise à l'homme par la piqûre de phlébotomes femelles infectés, elle se décline en trois formes principales : 1) La leishmaniose viscérale encore appelée kala-azar qui est mortelle en l'absence de traitement ; 2) La leishmaniose cutanée, plus fréquente, provoquant des lésions cutanées, principalement des ulcères, sur les parties exposées du corps et laissant des cicatrices définitives et des handicaps sévères ; 3) La leishmaniose cutanéo-muqueuse qui détruit partiellement ou totalement les muqueuses du nez, de la bouche et de la gorge. Elle est présente à 90% au Brésil, dans l'État plurinational de Bolivie et au Pérou.

Taeniasis / Cysticercose

Bien que théoriquement susceptible d'être endiguée, il reste que c'est une maladie négligée et l'OMS l'a ajoutée à la liste des principales MTNs en 2010. Le taeniasis ou ténia est une infection intestinale causée par deux espèces de vers plats. Les infections les plus importantes chez l'homme sont causées par T. solium (le ténia du porc) et T. saginata (le ténia du bœuf). La seconde n'a habituellement que des conséquences mineures sur la santé de l'homme pendant que la première est d'une importance non négligeable puisqu'elle peut causer la cysticercose qui est l'infection qui dans l'organisme peut se développer dans un certain nombre de tissus tels que les muscles, les tissus sous-cutanés, les yeux et le cerveau et dans le système nerveux central provoquent la neurocysticercose, la forme la plus grave de la maladie. Elle constitue la cause la plus fréquente d'épilepsie dans les pays en développement d'Afrique, d'Asie et d'Amérique latine.

Lèpre

Elle est une maladie infectieuse chronique provoquée par le bacille Mycobacterium leprae, acido-résistant et de forme allongée. Elle touche principalement la peau, les nerfs périphériques, la muqueuse des voies respiratoires supérieures ainsi que les yeux. La lèpre peut être guérie et le traitement à un stade précoce permet d'éviter les incapacités. Grâce à l'OMS et à plusieurs ONGs, le traitement est quasi gratuit et efficace pour tout types de lèpre depuis 1995.

Trachome

Elle est causée par une bactérie, Chlamydia trachomatis, qui se dissémine à partir de sécrétions oculaire sur les mains, les vêtements ou encore les mouches s'abreuvant de ces sécrétions, la symptomatologie consiste en une inflammation de la face interne des paupières provoquant une déformation de la structure de la paupière et une mise en contact des cils avec la cornée qui s'opacifie à force de frottements. Elle est une cause principale de cécité évitable.

Onchocercose

Encore connue sous le nom de cécité de rivière est transmise par la morsure des pucerons noirs de rivière du genre de Simulium, qui transportent un volvulus d'Onchocerca de parasite, qui hache dans des larves à l'intérieur des tissus de peau ou d'œil, menant à démanger insurmontable, la défiguration et la perte de vue si les yeux sont affectés.

Épidémiologie sociale des MTN au Cameroun : des chiffres

Plusieurs MTN sévissent au Cameroun avec une certaine disparité spatiale.

1. S'agissant de la lèpre, bien qu'en nette régression l'on a noté en 2007 plusieurs cas dans les régions suivantes : L'Adamaoua (69 cas), l'Est (40cas), l'Extrême-Nord (45), le Nord (87), le Nord-Ouest (53), le Sud (6 cas), le Sud-Ouest (87 cas).

2. L'ulcère de Buruli sévit dans quelques districts des régions de l'Adamaoua, de l'Est et du Sud-Ouest avec une forte prévalence chez les moins de 15 ans.

3. L'Onchocercose ou cécité des rivières est endémique dans toutes les régions du Cameroun avec une population à risque est estimée à 62% et une population infectée à 40%. Au niveau des régions frontalières, les statistiques de 2007, nous avons l'Adamaoua (31,13%), l'Est (12,40%), l'Extrême-Nord (13,62%), le Nord (34,62%), le Sud (15,60%), le Sud-Ouest (55,56%).

4. La Trypanosomiase Humaine Africaine (THA) reste un problème de santé publique au Cameroun avec une population à risque évaluée à environ 70 000 personnes. Il existe cinq foyers actifs dans les régions frontalières du Cameroun : Campo et Bipindi dans le Sud, Fontem et Mamfé dans le Sud-Ouest ; et Doumé à l'Est.
5. La schistosomiase et les helminthiases intestinales sont des infections parasitaires très répandues sur l'ensemble du territoire camerounais.

Infections nosocomiales

Il est important de ne pas faire une confusion entre le mot nosocomial et celui d'hospitalisme qui correspond à un trouble mental et qui peut toucher l'enfant et le vieillard. L'augmentation des infections nosocomiales depuis quelques années est un fait tant dans les pays développés qu'en voie de développement. Sur le plan épidémiologique, les *infections nosocomiales* sont contractées en priorité dans des établissements de santé. Le vocable « nosocomial » vient du grec *nosos*, maladie et de *komein* soigner, qui forment le mot *nosokomeion*, hôpital. Une infection est dite nosocomiale ou hospitalière, si elle est absente au moment de l'admission du patient à l'hôpital et se développe 48 heures au moins après l'admission. Ce délai permet de distinguer une infection d'acquisition communautaire d'une nosocomiale. Ce critère ne doit pas être appliqué sans réflexion et il est recommandé d'apprécier, dans les cas douteux, la plausibilité du lien causal entre hospitalisation et infection. On considère également comme infection nosocomiale une maladie secondaire à un germe acquis à l'hôpital avant la sortie du malade. Le délai de 48 heures peut être allongé jusqu'à 30 jours dans le cas d'infections de site opératoire, et jusqu'à un an s'il y a mise en place de matériel prothétique. Pour le cas des États-Unis, des études démontrent que 5 % des personnes admises dans une unité de soins intensifs acquièrent une nouvelle infection. Ce qui n'est pas non négligeable. Sur le plan classificatoire bien que la liste soit non exhaustive, nous pouvons recenser :

1. Les infections les plus fréquemment contractées que sont les **infections urinaires** avec pour facteurs de risque : le sexe féminin, la durée du sondage urinaire, l'absence d'antibiotique systématique.

2. Les **pneumonies** (17 %) qui touchent les patients essentiellement sous ventilation artificielle dans les unités de soins intensifs. La mortalité due aux pneumonies nosocomiales atteint environ 50 %. Les autres bactéries le plus souvent en cause lors des pneumonies nosocomiales sont les : *Pseudomonas aeruginosa, Staphylococcus aureus, Klebsiella pneumoniae, Stneotrophomonas maltophilia, Xanthomonas spflavobacterium sp, Légionnella sp.*, etc.

3. Les **septicémies** qui sont des infections généralisées graves dues à la dissémination dans le sang de germes pathogènes à partir d'un foyer primitif comme un abcès, un anthrax, etc.

4. Les **infections des plaies chirurgicales** représentent environ 19% des infections nosocomiales.

Pourquoi les MTN et les in (seulement) dans les zones tropicales ?

Leur localisation dépend plutôt du climat et de son effet sur la répartition des vecteurs et des hôtes réservoirs. Les MTNs et les INs se trouvent plus en zone tropicale compte tenu de l'environnement qui est adéquat à la prolifération des germes et virus parce que chaud et humide. Ces parties du globe sont aussi les espaces où nous retrouvons des laissés-pour-compte du progrès socio-économique. Le point commun des zones tropicales et des MTN/IN est qu'elles s'attaquent à des populations dont la vie est minée par la pauvreté. Pour ce qui est de 2008 par exemple, les données épidémiologiques montrent que seules 8 % des personnes atteintes de schistosomiase avaient accès à des médicaments de qualité. Or, selon la politique de l'OMS et des partenaires à la santé dans le monde, les médicaments doivent être disponibles en quantités beaucoup plus importantes. Les maladies tropicales négligées touchent surtout des populations à revenu faible et marginalisées vivant en milieu rural ou en milieu urbain défavorisé. Ces populations ne peuvent pas influer facilement sur les décisions administratives et gouvernementales qui touchent à leur santé et il semble que, bien souvent, aucun représentant ne parle souvent en leur nom.

Débat sur la problématique des soins de santé en Afrique

La problématique de la compétence en soins de santé et donc de la prise en charge des MTN et IN est aussi l'un des soucis majeurs de santé en Afrique. L'insuffisance des ressources humaines / professionnelles et le manque de motivation ouvrent la voie à de nombreuses dérives dans les processus de prise en soin de ces pathologies singulières en particulier. Il faut reconnaître que concernant certaines MTN, les compétences manquent dans certains pays. La baisse des compétences est critique s'agissant de la lutte antivectorielle, de la prise en soins des cas, de la gestion des pesticides et des aspects vétérinaires de la santé publique.

- ***Les coûts des MTN et les IN***

La prise en soin des MTN et IN est souvent très onéreuse pour les populations à ressources matérielles indigentes. Il importe dès lors pour les pouvoirs publics de renforcer la sécurité sanitaire en rendant les populations humaines et animales moins vulnérables face aux infections. Par ailleurs, il est urgent de renforcer les systèmes de santé en intégrant des approches stratégiques et des interventions localement adaptées dans les programmes de santé nationaux. Le tribut souvent fort de ces MTN et IN devrait conduire à l'élaboration de plans régionaux ou nationaux de lutte contre ces maladies tropicales négligées 2008-2015.

- ***Un désastre humanitaire pour les victimes***

Un important corpus de données, publié dans des revues médicales et scientifiques à comité de lecture, a montré la nature et la portée des effets néfastes des MTN. Sur le plan humanitaire, soulignons que le nombre de victimes est toujours en hausse. Selon quelques rapports consultés (OMS, 2015), pour chaque MTN répertoriée en Afrique, la situation épidémiologique est la suivante par rapport au nombre de cas recensés dans le monde entier :

- Trypanosome humaine africaine, 1609/1673 cas ;
- Schistosomes, 1502/1707
- Leishmaniose, 328/1974
- Filariose lymphatique 2263/5941

- Onchocercose 375/389
- Lèpre 25/194
- Dengue 9/670
- Trachome 601/1334
- Ascaridiose 915/1851
- Trichocéphalose 236/1012
- Ankylostomose 377/1092.

Ces chiffres sont assez illustratifs pour pouvoir s'exprimer davantage. Force est de souligner que selon les spécialistes de la santé, certaines MTN sont responsables de lésions inesthétiques ou de handicaps, sources de stigmatisation et de discrimination sociale. Certaines MTN ont un effet défavorable sur l'issue de la grossesse.

- **Des dépenses économiques énormes**

La productivité des millions des seigneurs de la terre (métiers agricoles) est minée par les MTN. Ces dernières, centres de production des économies se trouve souvent dans l'incapacité de productivité. Cette perte de productivité n'est certes pas quantifiable mais, l'ensemble des activités y prend un coup. En effet, c'est une lapalissade que de dire que les personnes en mauvaise santé et souffrant de handicaps sont moins productives que celles en bonne santé. Les MTN charrient la pauvreté et l'exclusion sociale. Elles ont dans les pays en développement, un impact énorme sur les individus, les familles et les communautés en termes de charge de morbidité, de qualité de vie, de perte de productivité et d'aggravation de la pauvreté. Elles coûtent très cher en raison des soins à long terme qu'elles nécessitent. Elles constituent un obstacle significatif au développement socio-économique et altèrent considérablement la qualité de vie à tous les niveaux.

- **Ampleur et coût des Infections nosocomiales**

L'impact, le coût des IN est notoire, plus de 1,4 million de personnes dans le monde en souffrent. Entre 5 et 10 % des patients admis dans des hôpitaux modernes de pays développés en contractent une ou plusieurs. Le fait est que le risque de contracter une IN est 2 à 20 fois plus élevé dans les pays en développement que dans les pays développés. Dans certains pays en développement, la proportion de patients souffrant d'une IN pourrait dépasser 25 %. Pour ce qui est par exemple des Etats-Unis d'Amérique, 1 patient hospitalisé sur 136 tombe gravement malade par suite d'une infection nosocomiale, ce qui équivaut à 2 millions de cas et à près de 80 000 décès chaque année. En Angleterre, plus de 100 000 cas d'IN aboutissent à plus de 5000 décès par an, directement imputables à celles-ci. Au Mexique, on estime que 450 000 cas d'IN causent chaque année 32 décès pour 100 000 habitants. S'agissant du coût, on estime à un milliard de livres sterling le coût annuel des IN en Angleterre, à 4,5 et 5,7 milliards USD par an pour les Etats-Unis d'Amérique, et 1,5 milliard USD au Mexique. En Afrique, les pays souffrent justement de données statistiques autour des IN et du coût de ceux-ci, bien que certaines stratégies de l'OMS contribuent déjà à réduire quelques-uns de ces risques dans certains domaines.

- **Ampleur et coût des Maladies Tropicales Négligées**

Conteh, Engels et Molyneux (2010) attribuent le faible coût de traitement des MTN au nombre important de programmes existant. En outre il y a la mise à disposition de médicaments gratuite par les compagnies pharmaceutiques. Un autre des aspects est le mode de délivrance des médicaments et la distribution de ceux-ci par les bénévoles ou les volontaires. Le poids économique de ces maladies est souvent sous-évalué ce qui permet de mal d'estimer leur impact économique mais également et surtout le rapport coût/efficacité des traitements de ces maladies sans pour autant oublier les perceptions et représentations des populations bénéficiaires tout comme le pouvoir culturel. Le coût du traitement de certaines de ces maladies, à l'instar de l'ulcère de Buruli, revient souvent dans certains cas si non la plupart à plus de deux revenus annuels d'un foyer. Ces coûts élevés vont de façon inéluctable impacter sur la qualité du traitement et peuvent mener à une ruine financière pour certaines familles. N'oublions pas aussi le coût public de ces MTN en termes de développement des programmes de santé publique et des pertes de productivité de la main-d'œuvre en raison de la morbidité et/ou d'une réduction de l'espérance de vie. En réalité il faut reconnaitre que la plupart des maladies considérées provoquent souvent des pertes économiques pour les pays en voie de développement se chiffrant parfois en millions de dollars.

Sur le plan social, l'impact des MTN causent pour certaines des difformités sévères impliquant souvent une stigmatisation et une mise à l'écart des malades face au reste de la société comme c'est souvent le cas avec la lèpre. Avec la filariose lymphatique, les conséquences sont souvent le principe fondateur de marginalisation des patients qui parfois sont interdit de travail. Ces derniers souvent même perdent l'estime de soi et leur qualité de vie et leur relations sociales sans soutien social et conseils pratiques leurs poussent à mal gérer leur maladie. L'impact des MTNs est dans certaines situations lié au sexe et affectent davantage les femmes surtout pour les cas de bilharziose, de dengue ou d'helminthiases. Infectées durant la grossesse, il existe un risque de transmission de la mère à l'enfant. Il y a aussi pour des cas l'ignorance d'éventuels effets secondaires ou adverses aux médicaments limitent le recours à des soins adaptés.

Dans une perspective purement orientée vers la santé publique, Fenwick (2012) estime que tant que la prévalence des MTNs reste aussi élevée, il sera impossible d'atteindre certains OMD, il affirme et reconnait que par le monde, de nombreuses personnes souffrent de plusieurs MTNs de manière concomitante. Hotez (2010) pour sa part militera pour l'inclusion des MTNs au sein des initiatives pour le paludisme, l'infection par le VIH et la tuberculose, en tenant compte des nombreux liens souvent existants entre les trois fléaux et les MTNs. La corrélation existante entre les taux élevés de MTNs et les taux élevés de maladies chroniques non transmissibles telles que des morbidités cardiaques cancérogènes n'est pas en reste car, il s'agit souvent dans certains cas de conséquences à long termes des MTNs qui développent en fait un terrain favorable à des maladies chroniques non transmissibles. C'est d'ailleurs ce qui permettrait de revoir la lecture perspectiviste des MTNs et IN en Afrique et dans le monde.

- **Une opportunité pour la recherche**

Les MTNs et les INs intéressent relativement peu la recherche en Afrique et au Cameroun. Il faut en effet entreprendre des recherches pour mettre au point de nouveaux outils de diagnostic et de nouveaux médicaments pour les rendre accessibles. Il faille aussi des interventions permettant de prévenir, de guérir et de traiter les complications de toutes les MTN. Il est plus urgent de renforcer les systèmes de santé et d'améliorer les compétences techniques et administratives du personnel. Cette démarche n'est véritablement possible qu'avec l'appui et le soutien de la recherche et des productions scientifiques à large diffusion. Les MTN et IN offre la possibilité d'appliquer une stratégie de recherche pouvant permettre de mettre au point et utiliser de nouveaux médicaments, de nouvelles méthodes de lutte anti-vectorielle, des perceptions des MTN et des IN et des médicaments, des vaccins contre certaines de ces MTNs. Nous y ajouterons le développement de nouveaux outils de diagnostic accessibles à tous ceux qui en ont besoin. L'expansion sans cesse croissante des MTN et IN en Afrique ouvre la voie à la recherche sur l'Evaluation des programmes à travers les déterminants de la mise en œuvre de ceux-ci mais surtout sur les difficultés d'implémentation et de réussite voire d'atteinte des résultats escomptés. Cette recherche devra impliquer les compétences en médecine, santé publique, pharmacologie, économie, droits de l'homme, sciences sociales, administration du territoire, et la recherche pour une saisie holistique des problèmes en suspens en vue de proposer et d'implémenter des solutions durables.

- **Un Défi mondial sur les infections nosocomiales**

Les zones souvent exposées et victimes des MTN et IN sont pour la plupart des compagnes de longue date de la pauvreté. Ce qui d'ailleurs fragilise les populations déjà appauvries ; empêchant ainsi la réalisation des objectifs du Millénaire pour le développement lié à la santé ainsi que des buts en matière de développement mondial. Chaque année, le traitement et les soins dispensés à des centaines de millions de patients dans le monde sont compliqués par des infections contractées au cours de soins de santé. Certains patients se trouvent alors dans un état de santé plus grave qu'il n'aurait été en situation normale. Certains doivent subir des hospitalisations prolongées, d'autres souffrent d'incapacités de longue durée et certains décèdent. Indépendamment du coût humain, les systèmes de soins de santé supportent une charge financière plus lourde, mais la population encore plus. Les IN présentent de nombreuses caractéristiques et sont un problème majeur de sécurité sanitaire pour le patient. Leurs causes sont multiples, elles sont liées à la fois aux systèmes et aux procédures de soins et aux pratiques comportementales. Pour relever ce défi mondial, le programme OMS pour la sécurité des patients et ses partenaires experts ont élaboré des stratégies à faible coût qui peuvent contribuer à réduire le nombre d'IN.

Les risques d'infection sont particulièrement élevés dans certaines parties du monde. De nombreux projets, tant dans les pays développés que dans des pays en développement, ont montré que l'application d'interventions et de stratégies pouvait réduire considérablement la charge de morbidité imputable aux infections résultant d'actes de soins.

- **Quelles perspectives ?**

Nous pensons qu'il faille revoir la politique de couverture géographique et thérapeutique de l'ensemble des zones infectées et des populations concernées. Il est courant de se rendre compte que la couverture de vaccination canine reste en-deçà du seuil requis de 70 % et que le vaccin humain est peu disponible, en particulier dans les zones rurales. De fait, il serait important de porter ces chiffres à la hausse et de surtout de rendre disponible ces vaccins même en zones rurales. Les Mesures de contrôle vont aussi exiger une mise en route des traitements efficaces et d'autres interventions pertinentes. En effet, pathologies telles que la schistosomiase, l'onchocercose, la filariose, l'infestation de ver de terre de Guinée, l'helminthiase et le trachome peuvent être pris en soins par la distribution et l'administration de masse des médicaments. A cet effet, l'entreprise Pfizer en 2011, Merck avec l'African Programme for the Control of Onchocerciasis (APOC) et Onchocerciasis Elimination Program for the Americas (OEPA), les groupes GlaxoSmithKline, Johnson & Johnson, Novartis ou l'entreprise EISAI et bien d'autres se sont investi et s'investissent dans la lutte contre les NTNs et le soutien des programmes de luttes contre celles-ci.

A jour, la mise en œuvre de nombreuses initiatives sanitaires montre à juste titre que les MTNs et INs ne sont pas des fatalités environnementales et historiques. La lutte contre ces deux catégories de pathologies est un défi de santé publique internationale. Si les solutions exogènes sont inopérantes jusqu'alors, pourquoi ne pas prêter une oreille à et un regard sur l'approche endogène ? Il est sans doute temps que l'ethnomédecine soit appelée à la rescousse dans la lutte contre ces pathologies que nombre de représentations trouvent leur étiologie et leur thérapie dans la mobilisation dans les substrats culturaux des communautés abritant ces maladies. En effet, il est parfois inadmissible qu'un lieu supposé d'accès aux soins de santé, qu'un couloir thérapeutique soit plutôt un espace pathogène. De même, il est inacceptable que des pathologies longtemps éradiquées dans les sociétés occidentales trouvent sous les tropiques un terrain fertile d'évolution. Ces sanglots ne doivent pas occulter le fait que ces maladies « indociles » trouvent pourtant un terrain particulièrement fécond dans un environnement sanitaire « inhospitalier ».

Bibliographie

- Anderson, R. M., & May, R. M. (1991). *Infectious diseases of humans : dynamics and control.* Oxford : Oxford University Press.
- Center for Disease Control. (2012). *Schistosomiasis.* Retrieved from http://www.cdc.gov/parasites/schistosomiasis/disease.html
- Center for Disease Control. (2017). *Neglected tropical diseases.* Retrieved from http://www.cdc.gov/globalhealth/ntd/diseases/index.html
- Conteh, L., Engels, T., & Molyneux, D. H. (2010). Socioeconomic aspects of neglected tropical diseases. *The Lancet, 375*(9710), 239-247. doi:10.1016/s0140-6736(09)61422-7
- Feasey, N., Wansbrough-Jones, M., Mabey, D. C., & Solomon, A. W. (2009). Neglected tropical diseases. *British Medical Bulletin, 93*(1), 179-200. doi:10.1093/bmb/ldp046
- Fenwick, A. (2012). The global burden of neglected tropical diseases. *Public Health, 126*(3), 233-236. doi:10.1016/j.puhe.2011.11.015
- Global, regional, and national age–sex specific all-cause and cause-specific mortality for 240 causes of death, 1990–2013 : a systematic analysis for the Global Burden of Disease Study 2013. (2015). *The Lancet, 385*(9963), 117-171. doi:10.1016/s0140-6736(14)61682-2
- Goldschmidt, P., & Einterz, E. (2014). The limits of medical interventions for the elimination of preventable blindness. *Tropical medicine and health, 42*(1), 43-52. doi:10.2149/tmh.2013-26
- Hotez, P. J. (2010). A plan to defeat neglected tropical diseases. *Scientific American, 302(*1), 90-96. doi:10.1038/scientificamerican0110-90
- Hotez, P. J. (2013). NTDs V.2.0 : "blue marble health"-Neglected tropical disease control and elimination in a shifting health policy landscape. *PLoS Neglected Tropical Diseases, 7*(11), e2570. doi:10.1371/journal.pntd.0002570
- Hotez, P. J., & Kamath, A. (2009). Neglected tropical diseases in sub-saharan Africa : review of their prevalence, distribution, and disease burden. *PLoS Neglected Tropical Diseases, 3*(8), e412. doi:10.1371/journal.pntd.0000412
- Keenan, J. D., Hotez, P. J., Amza, A., Stoller, N. E., Gaynor, B. D., Porco, T. C., & Lietman, T. M. (2013). Elimination and eradication of neglected tropical

diseases with mass drug administrations : a survey of experts. *PLoS Neglected Tropical Diseases*, *7*(12), e2562. doi:10.1371/journal.pntd.0002562

- Mohammed, K. A., Haji, H. J., Gabrielli, A., Mubila, L., Biswas, G., Chitsulo, L., … Molyneux, D. H. (2008). Triple co-administration of ivermectin, albendazole and praziquantel in Zanzibar : A safety study. *PLoS Neglected Tropical Diseases, 2*(1), e171. doi:10.1371/journal.pntd.0000171
- Montresor, A., Gabrielli, A., Diarra, A., & Engels, D. (2010). Estimation of the cost of large-scale school deworming programmes with benzimidazoles. *Transactions of the royal society of tropical medicine and hygiene*, *104*(2), 129-132. doi:10.1016/j.trstmh.2009.10.007
- National Institute of Allergy and Infectious Diseases. (n.d.). Retrieved from http://www.niaid.nih.gov/topics/tropicaldiseases/pages/default.aspx
- Organisation Mondiale de la Santé. (2009). *Relevé épidémiologique hebdomadaire*. Repéré sur http://www.who.int/wer
- Ramamoorthi, R., Graef, K. M., & Dent, J. (2014). WIPO Re :Search : accelerating anthelmintic development through cross-sector partnerships. *International journal for parasitology : drugs and drug resistance*, *4*(3), 220-225. doi:10.1016/j.ijpddr.2014.09.002
- Reddy, M., Gill, S. S., Kalkar, S. R., Wu, W., Anderson, P. J., & Rochon, P. A. (2007). Oral drug therapy for multiple neglected tropical diseases. *JAMA, 298*(16), 1911. doi:10.1001/jama.298.16.1911
- Rilkoff, H., Tukahebwa, E. M., Fleming, F. M., Leslie, J., & Cole, D. C. (2013). Exploring gender dimensions of treatment programmes for neglected tropical diseases in Uganda. *PLoS Neglected Tropical Diseases*, *7*(7), e2312. doi:10.1371/journal.pntd.0002312
- Shanahan, M. (2006). Beat neglected diseases to fight HIV, tuberculosis and malaria. *Science & development.Net*. Retrieved from https://www.scidev.net/
- Taylor-Robinson, D. C., Maayan, N., Soares-Weiser, K., Donegan, S., & Garner, P. (2012). Deworming drugs for soil-transmitted intestinal worms in children : effects on nutritional indicators, haemoglobin and school performance. *Cochrane Database of Systematic Reviews*. doi:10.1002/14651858.cd000371.pub5
- Weiss, M. G. (2008). Stigma and the social burden of neglected tropical diseases. *PLoS Neglected Tropical Diseases*, *2*(5), e237. doi:10.1371/journal.pntd.0000237

La lutte contre la loase au Cameroun : un défi communicationnel

Ignace Bertrand NDZANA[1]

Résumé

La filariose à loa loa ou loase, est une helminthiase africaine, cutano-dermique par la localisation des vers adultes par celle des embryons. La filaire Loa est un parasite spécifiquement humain. En Afrique, sa distribution est limitée : la maladie ne sévit pratiquement que dans les zones forestières. Les pays tels que le Nigéria, le Cameroun, la République Centrafricaine, le Zaïre, le Congo, la Guinée Equatoriale, le Gabon, l'Angola sont endémiques. Dans ces pays, les taux d'infestation oscillent entre 3 et 35%. Malgré cette hyperendémicité, la loase apparaît toujours comme étant une maladie inconnue ou confuse pour les populations africaines en général et camerounaises en particulier. Pourtant, les populations souffrent fréquemment de cette maladie. L'attitude des victimes et des témoins de cette maladie semble en déphasage avec la réalité. De même, les considérations, les croyances entretenues par les populations victimes ou témoins de la loase ainsi que les ethnoétiologies, les ethnothérapies et les ethnoprophylaxies entraîneraient des complications sur sa prise en charge clinique et prophylactique. Le manque d'informations scientifiques sur ces considérations socioculturelles relatives à cette maladie handicaperait toute politique d'intervention et toute stratégie de communication pouvant faciliter sa prise en charge efficiente. C'est ce qui expliquerait le bien fondé du présent papier dont l'objectif et la finalité sont de contribuer beaucoup plus efficacement à la lutte contre la loase au Cameroun. De manière plus spécifique, la présente réflexion vise à travers une approche anthropologique, à donner une orientation communicationnelle à la lutte contre cette maladie afin d'envisager sa réduction systématique dans les zones forestières qui connaissent une

[1] Ignace Bertrand NDZANA est anthropologue, enseignant et chercheur. Il est actuellement Maître de Conférences à l'Université de Ngaoundéré et à l'Université Catholique d'Afrique Centrale de Yaoundé. E-Mail : bertrandndzana@yahoo.fr

forte endémicité. En effet, il semble de nos jours que le plus grand défi face aux désastres sanitaires, sociaux et économiques de la loase sur les populations camerounaises, la communication apparait être la meilleure piste de sortie.

Mots clés : Loase, communication, hyperendémicité, ethnothérapie, prophylaxie, informations scientifiques

Abstract

Loa loa or loiasis filariasis is an African helminthiasis, cutanodermal by the location of adult worms by that of embryos. The wired Loa is a specifically human parasite. In Africa, its distribution is limited : the disease is practically restricted to forest areas. Countries such as Nigeria, Cameroon, Central African Republic, Zaire, Congo, Equatorial Guinea, Gabon, Angola are endemic. In these countries, infestation rates range between 3 and 35%. Despite this hyperendemicity, loiasis still appears to be an unknown or confusing disease for African populations in general and Cameroonians in particular. Yet, people often suffer from this disease. The attitude of victims and witnesses of this disease seems out of step with reality. Similarly, the considerations, the beliefs maintained by the victims or witnesses of loiasis as well as ethnoetiologies, ethnotherapies and ethnoprophylaxies would lead to complications in its clinical and prophylactic management. The lack of scientific information on these socio-cultural considerations relating to this disease would hamper any intervention policy and communication strategy that could facilitate its efficient management. This explains the validity of this paper whose objective and purpose is to contribute much more effectively to the fight against loiasis in Cameroon. More specifically, the present study aims, through an anthropological approach, to give a communicational orientation to the fight against this disease in order to consider its systematic reduction in forest areas that are highly endemic. Indeed, it seems today that the greatest challenge to sanitary, social and economic disasters of loiasis on the Cameroonian people, communication appears to be the best way out.

Keywords : *Loase, communication, hyperendemicity, ethnotherapy, prophylaxis, scientific information*

Introduction

La loase est une maladie causée par la piqure de la mouche rouge appelée *Ossoun* en langue *Ewondo, Eton, Manguissa, Bulu.* La maladie se manifeste par les œdèmes de Calabar et le ver de l'œil ou *minag*[2]. Dans presque toutes les zones endémiques au Cameroun, la loase présente des risques de lésions microscopiques et des répercussions organiques de l'infection. La maladie touche environ 120 mille personnes dans le monde. Au Cameroun, particulièrement, cette maladie sévit dans les zones *de* forêts humides et denses. C'est à ce titre que certaines localités des régions du Centre, de l'Est et de l'Est sont considérées comme des zones d'endémicité. Cette situation dénote que la loase n'est pas une maladie bénigne, au contraire, au Cameroun, cette maladie est tributaire des conséquences néfastes sur les populations avec des répercutions indéniables aux plans social, physique et économique. Sur le plan scientifique, on ne saurait envisager la prise en charge sanitaire de cette maladie en occultant son ethnoétiologie, son ethnothérapie ainsi que son ethnoprophylaxie lesquelles sont l'expression culturelle des populations malades. Ce papier expose des connaissances « Emic » de la loase, lesquelles sont riches et variées et sans aucune relation avec les considérations entretenues par la médecine conventionnelle.

Or, une lutte efficace contre cette maladie tropicale négligée passe aussi par une communication endossée sur les « ethno savoirs » entretenus à propos. Il s'agit d'une réappropriation et d'une contextualisation de la lutte contre la loase dans un contexte camerounais marqué par des considérations socioculturelles prolifiques autour des questions de santé que l'on tend encore à négliger. Cette réflexion a pour objet la construction d'un modèle de lutte contre une maladie tropicale négligée avec pour axe d'intervention, la communication ciblée et adaptée. Cet objectif ne peut être véritablement atteint que si une bonne monographie est établie autour de cette maladie tropicale négligée.

---

[2] *Minag* : Dans le cas d'espèce, l'œil du malade rougit tout en laissant couler les larmes. Le ver qui s'y est localisé entraîne progressivement une baisse e vue. Si aucune disposition sanitaire n'est prise, le malade peut perdre sa vue. Cette situation peut justifier en partie, le nombre élevé es aveugles ans les zones endémiques.

1. Problème

La loase est une maladie scientifiquement connue. Si la pathologie ne dispose pas encore de prophylaxie, il existe néanmoins un traitement scientifiquement reconnu pour cette maladie, lequel doit être conduit par un spécialiste car, c'est un traitement dangereux du fait des complications neurologiques, rénales que la pathologie entraîne. Il repose uniquement sur la diéthycarbamazine, ou Notézine. Celle-ci a une action d'abord microfilarifuge puis microfilaricide. La chimioprophylaxie individuelle dans les zones d'endémie est la prise hebdomadaire d'un comprimé à 0,100 g de Notézine en une fois ou d'1/2 comprimés deux fois par semaine, paraît suffisante. Sa thérapie est réputée efficace car, tout traitement conduit à temps par un spécialiste donne lieu à la guérison totale. En dépit de la disponibilité et de l'efficacité du traitement, de nombreuses personnes vivant dans les zones endémiques continuent à subir les effets dévastateurs de la loase du fait de nombreuses pesanteurs socioculturelles et d'un déficit communicationnel aigu.

2. Approche méthodologique

Pour rassembler le corpus empirique qui constitue l'essentiel de cette communication, nous avions mené une enquête de terrain dans certains villages endémiques notamment les départements du Haut Nyong et du Nyong et Foumou. Ainsi, plusieurs villages à Nanga Eboko et à Akonolinga ont été visités. Au cours de cette expédition ethnographique des tradipraticiens, des malades ou anciens malades de loase, des patriarches, des enseignants, du personnel médical, des responsables agricoles, des responsables de GIC ont été interrogés et ont donné leurs opinions et leurs avis sur la manières dont-ils vivent, considèrent, traitent et préviennent la loase. Cette incursion dans l'endogiénéité de cette maladie tropicale négligée a pu permettre d'effectuer une analyse holistique du phénomène et d'envisager une riposte à partir du paradigme communicationnel.

3. Présentation de la loase

D'après Kamgno et *al* (2002), la loase ou filariose à loa loa, est une helminthiase africaine, cutano-dermique par la localisation des vers adultes et sanguicole par celle des embryons. La filaire loa est un parasite spécifiquement humain. Les adultes sont des vers ronds, blanchâtres, de 2 à 7 cm de long ; ils vivent sous la peau et leur longévité peut dépasser 15 ans. La femelle émet des embryons, ou microfilaires à gaine 300 µm sur 8 µm de diamètre, qui circulent dans le sang périphérique avec une périodicité diurne. Le vecteur est un taon, le Chrysops (C. dimidiara, C. silacea), ou mouche rouge) ou « mouche filaire » qui abonde dans les forêts chaudes et humaines d'Afrique centrale. Seules les femelles sont hématophases et piquent le jour avec un maximum d'agressivité vers midi. En prenant leur repas sanguin chez un malade, les chrysops absorbent des microfilaires qui deviennent infectantes en 10 jours. Au cours d'une nouvelle piqûre, elles s'échappent de la trompe de l'insecte et traversent activement la peau d'un nouvel hôte. Au bout de trois mois, elles deviennent adultes, capables d'émettre des microfilaires. La loase est strictement africaine mais, même en Afrique, sa distribution est limitée : elle ne sévit pratiquement que dans le bloc forestier centrafricain : Nigeria, Cameroun, République Centrafricaine, Zaïre, Congo, Guinée Equatoriale, Gabon, Angola. Dans ces pays, les taux d'infestation oscillent entre 3 et 35 pour 100 de la population (voire presque 100 pour 100 dans certains villages de forêt. Les symptômes classiques peuvent être décrits en quatre phases :

- **le prurit** : le prurit des bras et du thorax, de la face, des épaules.
- **le passage du ver adulte sous conjonctivite.** Cette phase est relativement fréquente, photophobie, injection conjonctivale, larmoiement, sensation de corps étranger et œdème périorbitaire qui traduise la migration sous la conjonctivite de la filaire adulte. L'incident est bénin. Le ver peut passer sous la conjonctivite palpérable ou bulbaire ou sous la peau des paupières ; il peut également changer d'œil, en cheminant sous la peau à la racine du nez. La traversée rétroconjonctivale est brève, quelques minutes, rarement davantage ; il est alors facile d'extraire la filaire.
- **la reptation du ver adulte sous la peau.** Elle se traduit par un fourmillement désagréable ou un prurit localisé. Le ver apparaît sous forme d'un cordon palpable, mobile, se déplaçant d'un centimètre

- **l'oedème de calabar.** Œdème dont la physiopathologie reste obscure, l'œdème de Calabar (localité du Nigeria en zone biafraise) est fugace et migrateur ; il dure quelques heures à quelques jours, s'accompagne d'une sensation de tension et siège aux membres supérieurs, à la face ou au thorax.

Le loase peut entraîner des complications neurologiques, rénales, les arguments directs de certitude. Le traitement de cette maladie doit être conduit par un spécialiste car, c'est un traitement dangereux. Il repose uniquement sur la diéthycarbamazine, ou Notézine. Celle-ci a une action d'abord microfilarifuge puis microfilaricide : les embryons fuient vers le foie où sont lysés par des mécanismes immunologiques faisant intervenir des anticorps, des éléments figurés du sang et les cellules de kuppfer. Lorsqu'elle est brutale et massive, cette lyse filarienne engendre des accidents thérapeutiques sévères. La chimioprophylaxie individuelle, pour les forestiers ou les coopérants techniques séjournant dans les zones d'endémie est la prise hebdomadaire d'un comprimé à 0,100 g de Notézine en une fois ou d'1/2 comprimés deux fois par semaine, paraît suffisante.

3. Niveau de connaissance de la loase par les populations

De manière globale, les populations interrogées dans leur globalité ne connaissent pas la loase entant que maladie. Cette ignorance d'une maladie qui pourtant sévit dans la zone serait due à un problème de communication et à sa non prise en considération par les programmes des **centres de santé.**

3.1. Existence de la mouche rouge dans la zone d'enquête

Les populations enquêtées dans leur globalité ont affirmé que leur milieu de vie est saturé par la mouche rouge encore appelée *Ossoun (en langue Ewondo, Eton, Manguissa)*. « *Il y en a assez, elles nous piquent et nous donnent les* démangeaisons *», « nous sommes régulièrement piqués par les Ossoun* », « *vous êtes là depuis environ cinq minutes, vous voyez qu'on a déjà tué deux mouches rouges* ». Voilà quelques témoignages des victimes des piqûres de la mouche rouge qui ont constitué nos informateurs au cours de l'étude.

3.2. Symptômes de la loase d'après les informateurs

Les populations victimes de la loase ont appréhendé cette maladie à travers ses symptômes étant donné que le mot loase est apparu étrange pour la quasi-totalité des informateurs interrogés dans le cadre des enquêtes anthropologiques. Tous ou presque ont déclaré que « *nous savons que l'Ossoun donne la maladie, mais nous ne connaissons pas le nom de loase* ». Pour éviter l'amalgame, nous avons orienté nos interrogations en nous focalisant sur la réaction symptomatique de la maladie. Et parmi ces symptômes, nous avons retenu les œdèmes (*Mebib*) ou (*Metolok)* et le vers de l'œil *(Mina*g).

3.3. Symptômes sur la peau (Mebib)

Les populations cibles ont décrit les manifestations de la loase à partir de ce qu'ils ressentent après la piqûre d*'Ossoun.* La description des symptômes tel que faite par les victimes de la piqûre d'*Ossoun* semble correspondre aux manifestations déjà bien connues. Il s'agit des démangeaisons douloureuses et parfois insupportables. Les victimes de cette maladie ont décrit la situation en ces termes : « *après la piqure d'Ossoun, vous vous grattez pendant longtemps, vous vous blessez même et cela vous donne la peau de grenouille. C'est pour cela que nous ici, on une mauvaise peau* ou la *peau de lézard* » ; « *quand vous avez les Mebib et les Minag, vous avez les yeux rouges et les maux de tête* » ; « *la mouche rouge est très dangereuse, c'est elle qui fait souvent très mal. On l'appelle Ossoun ou Okoko* » ; « *après la piqure d'Ossoun, le corps gratte, les ampoules sortent sur la partie qui a les démangeaisons. Ces ampoules s'enflent, puis envahissent tout le corps. Par la suite, ces ampoules se transforment en véritables blessures. La peau quitte. Après, il se forme une plaque noire. Cette partie noire ne cesse de démanger et de saigner* » ; « *lorsque l'Ossoun pique sur un endroit, celui-ci peut être paralysé pour un long moment. Lorsque c'est le pied, la personne piquée peut ne pas marcher pendant longtemps* », « *quand la mouche te pique, ça fait gonfler la partie du corps qui a été piquée. C'est comme si on a mis cet endroit au feu. Puis, les petits boutons sortent et lors qu'on gratte, les boutons se transforment en blessures* ».

Les populations interrogées affirment que les démangeaisons vont parfois au-delà d'un mois. En dehors de cette situation, les malades ont aussi déploré le prurit, la répartition du vers sous la peau et l'apparition des œdèmes. Il était alors fréquent d'entendre les populations interrogées affirmer que « *j'ai été piqué par l'Ossoun puis cela s'est manifesté par les démangeaisons douloureuses. Celles–ci ont envahi tout le pied, puis tout le corps. Il y a subitement eu apparition des Mebib (œdèmes), tout le corps est progressivement attaqué, puis les œdèmes se généralisent », « je souffre actuellement du vers de l'œil parce que les yeux me piquent, le vers circule dans mon œil puis l'œil gonfle avec toute la face. J'ai l'impression que les yeux vont sortir et tomber. J'ai aussi les sensations, des fourmis qui se déplacent sur la face, ça me pique et ça démangent », « dernièrement, un agriculteur piqué par la mouche rouge au niveau du pied. Au bout de deux heures de temps, le pied a gonflé et il vomissait du sang. S'il n'avait pas été conduit à l'hôpital central, il mourrait », «j'ai la loase, mes pieds sont paralysés, je ne ressens rien lorsqu'on me pique quelque chose aux pieds », « je peux citer les cas de ma mère et de mon frère Patrick. Leurs cas étaient pires. Leurs pieds ont gonflé et ils ne marchaient presque plus » (Messomo Alain, 50 ans, agriculteur, village Eboman).*

Pendant l'entretien de groupe, une cultivatrice nommée Marie Lucie et âgée de 58 ans (village Edjom) a présenté sa jambe couverte de grosses tâches noires du fait des multiples piqures d'Ossoun. Les victimes de la loase apparentent la piqure d'*Ossoun* à une réelle menace, car l'*Ossoun* injecte du véritable poison dans l'organisme, selon leurs propres témoignages. Une partie importante de nos informateurs a déclaré que « *l'Ossoun suce l'Etotop, l'arbre à poison et c'est pour cela que sa piqure est dangereuse* ». L'on comprend que la mouche rouge est parfois mystifiée. Cette situation est d'autant plus irrémédiable dans la mesure où dans certains villages abritant un établissement scolaire, il manque un centre de santé pouvant prendre en charge ceux des élèves infectés. En dehors de ces œdèmes, nos informateurs ont également déclaré que ces piqures d'*Ossoun* étaient responsables de la paralysie du corps. Cette paralysie se manifeste par la lourdeur d'une partie du corps et l'incapacité des victimes à utiliser cette partie dans le cadre d'une activité donnée.

3.4. Symptômes oculaires « le vers de l'œil » ou Minack

La totalité des personnes interrogées dans le cadre cette étude ont déclaré avoir déjà souffert du ver de l'œil. Ce ver, a-t-on appris, pique, se déplace sans cesse à l'œil. Il gratte aussi beaucoup et provoque l'écoulement des larmes tout en rendant la vue sombre et faible. L'une de nos informatrices, malade du vers de l'œil au moment de l'enquête a expliqué ce qui suit : « *j'ai actuellement le vers de l'œil, l'œil pique et est tacheté. Je suis obligé de frotter l'œil de façon violente. De fois, je réussis à extraire ce petit vers blanchâtre de mon œil à partir des seuls frottements* ». A côté de la population, certains personnels médicaux semblent bien connaître la loase pour l'avoir étudiée à l'école. L'un d'eux en a parlé en ces termes « *j'ai déjà entendu parler de la loase. C'était lors de la formation à l'école des infirmiers. C'est une espèce de filaire causée par la piqure d'autan et qui se manifeste par les brulures et les manifestations de la filaire adulte au niveau de l'œil. On retrouve la maladie en zone forestière* ».

4. Ethnoétiologie de la loase

Ces causes endogènes varient selon qu'il s'agit des symptômes de la peau (*Mebib) ou les symptômes de l'œil Minag.*

4.1. Causes des Mebib

Les *Mebib* ou œdèmes sont considérés par l'ensemble des personnes interrogées comme une conséquence immédiate des piqures *d'Ossoun*. Celles-ci ont déclaré que la piqure de la mouche rouge entraîne sur la victime, l'apparition des œdèmes. Toutes ont reconnu que l'agent vecteur des œdèmes est la mouche rouge. Mais, l'environnement de cette étude est aussi saturé d'autres mouches et autres insectes nuisibles. C'est la raison pour laquelle, pour une bonne partie de la population, l'*Ossoun* n'est pas le seul agent vecteur de la loase. Elle a aussi invoqué les petites mouches *(Afib*) et les moute moutes qui pullulent dans leur environnement.

4.2. Causes du vers de l'œil

L'agent vecteur du vers de l'œil encore appelé « *Minag* » est apparu comme une énigme pour les populations du département du Nyong et Mfoumou et celles de la haute Sanaga. Qu'est-ce qui, d'après vous cause le ver de l'œil ? A cette question, la quasi-totalité de nos informateurs a émis un aveu d'ignorance : « *je ne sais pas ce qui provoque les Minag. Les causes doivent varier d'un individu. Certaines personnes naissent avec le vers de l'œil* » ; « *je ne sais pas bien, peut-*

être notre environnement fait des herbes et de forêt » a-t-on entendu très souvent. A côté de ces cas d'ignorance totale de l'étiologie de la loase, nous avons aussi observé le cas des informateurs qui ont une connaissance fallacieuse de l'étiologie de la loase. Cette catégorie établit une relation entre cette maladie et le mode de vie des individus. Un patriarche de 65 ans, affaibli par la loase a expliqué que « *c'est le manque d'hygiène qui donne le vers de l'œil ».* Cette situation d'ethnoétiologie est renforcée par le fait que, sur l'ensemble des départements visités, il n'existe pas un programme d'activités sur cette affection pourtant récurrente. Le personnel médical œuvrant dans cette zone manque lui-même, les capacités techniques relatives à la prise en charge de cette maladie. Il ne peut donc pas de ce fait, initier des actions de communication permettant d'informer et de sensibiliser les populations à propos.

4.3. Rapports entre la loase et la sorcellerie

Les relations qui existeraient entre la loase et la sorcellerie ne semblent pas bien maîtrisées par l'ensemble des populations interrogées. Une partie non négligeable de celles-ci les ignore. Ainsi, celle-ci a fait les déclarations suivantes «*je ne sais pas si la piqure d'Ossoun est naturelle ou pas » ; « la piqure d'Ossoun est un poison, mais je ne sais pas si ce poison est naturel », « on dit qu'il y a une certaine herbe en brousse dès que la mouche pique cette feuille, elle devient dangereuse ».* A côté de cette catégorie, on a enregistré d'autres avis venant d'un nombre non négligeable de nos informateurs qui établissent un rapport entre *l'Ossoun* et la sorcellerie. Ceux-ci ont à ce propos, affirmé que «*j'avais entendu que certains ont des sacs contenant les Ossoun. Ils les envoient pour aller piquer les gens », « il y en a qui pensent que la loase est effectivement liée à la sorcellerie, car la piqure d'Ossoun ne peut pas devenir dangereuse si elle n'avait pas un lien avec le mysticisme* », « *il se dit ici que certaines personnes ont des Ossoun et les utilisent pour soutirer le sang des autres* », « *les gens de ce village disent que les mouches rouges sont au service des sorciers. Ceux-ci ont pour mission de sucer le sang et de le remettre à celui qui les envoie pour servir à des causes mystiques* », « *oui, j'ai appris qu'Akonolinga, un monsieur avait emprunté les moustiques de son frère. Ces moustiques avaient pour mission de sucer le sang des gens et d'aller le remettre à son propriétaire. Il y a eu des problèmes lorsque le propriétaire réclamait ses moustiques jusqu'à ce que le problème soit arrivé en justice. La scène a eu lieu en 1978* », « *oui, la bible même dit que tout ce qui gêne l'homme vient du diable. C'est l'homme même qui est à l'origine de ses problèmes* », « *les Mebib et les Minag ont plusieurs causes. Celles-ci sont aussi mystiques parce que les gens sont mesquins. Ils peuvent te faire du mal mystiquement, puis accuser la mouche rouge* ». (Félix Alain, docteur traditionnel, spécialiste des maladies mystiques). Cette histoire semble réelle, parce qu'elle est connue de plusieurs personnes de l'arrondissement d'Endom. On comprend pourquoi les guérisseurs que ce soit dans le Nyong et Foumou ou dans le Haut Nyong exigent des objets mystiques pour traiter les *Mebib* et les *Minag*. C'est le cas de Félix Alain, guérisseur de 36 ans qui a révélé que « *pour traiter la loase, je demande le parfum Saint Michel, le parfum miracle qui coûte 3 000 FCFA* ».

Dans les départements visités les populations ont décrié une autre maladie quelque peu similaire à la loase. D'ailleurs, plusieurs personnes la confondent à la loase. Il s'agit de *Biyeh* qui se manifeste par le gonflement des pieds. Pour protéger par exemple un bien quelconque, certaines personnes de l'arrondissement utilisent des potions qui rendraient les éventuels voleurs malades. Cette maladie est souvent considérée le résultat d'un mauvais sort dû à la méchanceté et le fruit d'un acte répréhensible qu'est le vol. Les *Biyeh* sont traités uniquement par les guérisseurs. Il n'est donc pas exclu que la loase soit classée dans la même catégorie que *Biyeh*, parce qu'elle provoque aussi les œdèmes chez les victimes. Ces considérations ne sont pas étonnantes. En Afrique, la maladie n'a pas toujours une cause naturelle. On y voit toujours l'action d'une main invisible. Ainsi, la prise en charge clinique doit prendre en compte ce type de croyances et de convictions, parce qu'il influence considérablement les recours thérapeutiques. Lorsque la population considère que les causes d'une maladie sont mystiques, elle recourt à des modes thérapeutiques conséquentes. Or, l'inconvénient ici est que les traitements recherchés sont inappropriés et dangereux.

4.4. Autres ethnoétiologie de la loase

Les autres causes de la loase évoquées par les populations sont énumérées dans les lignes ci-après :

- **L'environnement**, une catégorie d'informateurs a estimé que la loase est causée par l'environnement. Elle a alors invoqué les rivières, la forêt, les marres d'eau, les herbes comme causes de la prolifération des mouches, des moustiques et autres insectes nuisibles qui pullulent dans les quatre coins du département. « *La mouche rouge abonde ici parce que nous sommes dans une zone forestière qui est prédominée par les arbres qui font ombrage et maintiennent l'humidité favorable à l'épanouissement de la mouche rouge* », a laissé entendre une agricultrice du village Eboman.
- **La mauvaise qualité d'eau**, les différents villages d'Endom et d'Akonolina où ont eu lieu les enquêtes anthropologiques manquent dans leur majorité, une bonne qualité d'eau. Ainsi, l'eau utilisée par les populations est souvent de qualité douteuse parce que provenant des puits mal entretenus et des rivières. C'est du reste ce qui va entraîner une infime partie de nos informateurs à déclarer que la loase est causée par la mauvaise qualité d'eau utilisée par les villageois. « *Le vers de l'œil est causé par l'eau sale l'eau qui ne circule pas, stagnée* » (Essema Gérôme, 50 ans, chef catéchiste, village Mebassa, malade). Les déclarations de cet informateur ne sont pas isolées.
- **La loase comme une maladie contagieuse**, dans une maison, lorsque plusieurs personnes sont victimes de la loase au même moment ou l'un après l'autre, certaines familles concluent que la loase est une maladie contagieuse. « *J'ai une cousine, elles ont été tous malades chez eux, il y a la grande sœur qui a contaminé son petit frère* », (Biyidi Germain, élève séminariste, village Mebassa). Cette conception traduit une réalité, la loase est une maladie inconnue des populations, y compris celles qui ont atteint un niveau d'études respectable à l'instar des séminaristes. Il s'agit là d'une conception marginale, car, la proportion d'informateurs entretenant ce type de considération est apparue faible. Malgré tout, cette situation montre la nécessité de mettre en place les activités d'Information, d'Education et de Communication (IEC) sur cette maladie dans la communauté cible.

5. Ethnothérapie e la loase

Par ethnothérapie, nous entendons, toutes les recettes, tous les moyens utilisés par les populations victimes pour traiter la loase. Il s'agit des méthodes de prise en charge endogènes de la maladie en dehors, bien entendu, du traitement clinique ou hospitalier de l'affection. Outre ces deux modes de traitement, on a observé une catégorie de population qui pense que le loase ne se traite pas « *on est malade, on ne voit pas, on ne marche pas et c'est pour tout le reste de la vie* ».

5.1. Recettes thérapeutiques identifiées

Les recours *thérapeutiques* à propos de la loase sont multiples et variés. Parmi ceux-ci, il y a : les multiples recettes endogènes et le traitement hospitalier. Les populations du département du Nyong et Mfoumou ont décrit plusieurs recettes thérapeutiques qui, pour elles permettre de traiter les symptômes de la loase. Ceux-ci sont repris dans le tableau ci-après :

Tableau : Liste des recettes thérapeutiques endogènes sur la loase

N°	Ingrédients utilisés	Modes d'utilisation	Posologie	Durée du traitement	Efficacité du traitement	Observations
1	8 œufs du village mélangés au jus du citron	Le malade extrait le jaune d'œuf, le mélange au jus de citron, puis se frotte l'œil avec la potion obtenue	Deux fois par jour (matin soir) x 4 jours	4 jours	- La recette vise à traiter le vers de l'œil - Le nombre d'informateurs ayant évoqué la recette 2	- L'œil frotté devient blanchâtre
2	Herbe appelée *Okwat élot ou Gnéyara*	Le malade presse l'herbe, la réduit en patte. Il y ajoute de l'eau, puis met le jus pressé à l'œil	Autant de fois voulues	Jusqu'à ce que le vers abandonne l'œil	- Après avoir appliqué plusieurs fois le liquide à l'œil, le vers finit par se calme. Mais, le vers revient à la charge quelques jours après - Nombre d'informateurs ayant évoqué la recette 6	- Le traitement est doux, l'œil traité n'est pas traumatisé
3	L'eau chaude	Le malade chauffe de l'eau, puis masse la partie affectée par les Mebib	Autant de fois que possible	Jusqu'à ce que les démangeaisons se calment	L'eau chaude a la vertu de calmer les démangeaisons - Nombre d'informateurs ayant évoqué la recette 2	- L'eau a la vertu de réduire l'intensité et la douleur des démangeaisons
4	Les feuilles de tomate	On recueille les feuilles de tomate, on les presse, puis on frotte à l'endroit où il y a les Mebib	Autant de fois voulues	Jusqu'à ce que les Mebib disparaissent	Certains ont déclaré que ce traitement les soulage - Nombre d'informateurs ayant évoqué la recette 8	Le traitement est sans conséquence majeure

5	La peau de banane	on les presse la peau de banane, puis on frotte à l'endroit où il y a les *Mebib,* on frotte aussi tout autour de l'œil	Autant de fois voulues	Jusqu'à ce que les *Mebib* disparaissent	Certains ont déclaré que ce traitement les soulage - Nombre d'informateurs ayant évoqué la recette 20	Le traitement est sans conséquence majeure
6	La salive	Le malade recueille de la salive, puis frotte la partie piquée par l'Ossoun	Autant de fois voulues	Jusqu'à ce que les *Mebib* et les démangeaisons disparaissent	Certains ont déclaré que ce traitement les soulage - Nombre d'informateurs ayant évoqué la recette 1	C'est un traitement doux
7	Les feuilles de macabo	Le malade frotte la feuille de macabo sur l'endroit où la mouche rouge l'a piqué	Autant de fois voulues	Jusqu'à ce que les *Mebib et les démangeaisons* disparaissent	Certains ont déclaré que ce traitement élimine les démangeaisons - Nombre d'informateurs ayant évoqué la recette 1	Le traitement est sans conséquence sur l'organisme
8	L'oignon	Le malade prend l'oignon, le coupe en deux parties, puis pose l'oignon sur les paupières	Le nombre de fois est très souvent minimal,	Jusqu'à ce que le vers disparaisse	- Le traitement est assez douloureux et parfois insupportable - Nombre d'informateurs ayant évoqué cette recette 10	la piqure de l'oignon fait fuir rapidement le vers de l'œil
9	Les Feuilles de tabac	Le malade se frotte les feuilles de tabac sur les Mebib	Autant de fois voulues	Jusqu'à ce que les *Mebib et les démangeaisons* disparaissent	Certains ont déclaré que ce traitement élimine les démangeaisons - Nombre d'informateurs ayant évoqué la recette 1	Le traitement est sans conséquence sur l'organisme
10	Aloe vera	Le malade conditionne l'aloe vera en la pressant et en l'enveloppant dans	Autant de fois voulues	Jusqu'à ce que le vers de l'œil soit chassé de l'œil	L'aloe vera a plusieurs vertus et sans étonnement que les populations l'évoquent ici	Ceux qui utilisent cette recette la considèrent comme un moyen

		une feuille tout en y mettant un peu d'eau. L'eau recueillie est mise progressivement à l'œil			comme moyen thérapeutique par rapport à la loase Nombre de personne ayant évoqué la recette 1	thérapeutique très efficace. L'utilisation de l'aloe vera est sans conséquences sur l'œil
11	L'herbe Abo mendjang	Le malade recueille les feuilles de cette herbe, les frotte sur l'endroit qui démange	Autant de fois voulues	Jusqu'à ce que le vers de l'œil soit chassé de l'œil	Cette herbe a la vertu d'éliminer les démangeaisons Nombre de personnes ayant invoqué la recette 6	Cette herbe endort la maladie qui ressurgit plus tard
12	Le jus du tronc du bananier	Le malade met ce jus dans l'œil	Autant de fois voulues	Jusqu'à ce que le vers de l'œil soit chassé de l'œil	Le jus du tronc de bananier est utilisé parce qu'il a la vertu de faire fuir le vers de l'œil Nombre de personnes ayant invoqué la recette 1	Ce jus contraint le vers à fuir l'œil et aller se réfugier ailleurs
13	L'herbe appelée Kodangui	Le malade met l'herbe qu'on appelle Kodangui au feu, puis masse la partie qui a été piquée par la mouche	Autant de fois voulues	Jusqu'à ce que les brulures et les démangeaisons finissent	Certains ont déclaré que ce traitement élimine les démangeaisons - Nombre d'informateurs ayant évoqué la recette 1	- L'eau a la vertu de réduire l'intensité et la douleur des démangeaisons
14	Le lait maternel	Le malade recueille le lait maternel et le met à l'œil	Au moins 4 fois par jours	Jusqu'à ce que le vers de l'œil soit chassé de l'œil (2 à 3 jours)	Les malades qui utilisent le lait maternel déclarent que celui est efficace Nombre d'informateurs ayant évoqué la recette 2	Le lait maternel a plusieurs vertus thérapeutiques. Mais, très peu de personnes l'utilisent

15	Le sel	Le malade mélange une pincé de sel d'avec de l'eau, puis met la solution obtenue à l'œil	3 fois par jour x 3 jours	Jusqu'à ce que le vers de l'œil soit chassé de l'œil (2 à 3 jours)	Le mélange du sel et de l'eau est assez efficace pour faire partir le vers de l'œil Nombre d'informateurs ayant évoqué la recette 2	L'utilisation du sel pour chasser le vers de l'œil semble assez dangereuse parce que le sel peut facilement détériorer l'œil
16	Les feuilles de l'arbre Abing	Le malade chauffe les feuilles de l'arbre Abing au feu, puis se met à masser l'endroit où l'Ossoun l'a piqué	Au moins trois fois par jour	Jusqu'à ce que les démangeaisons et les brulures finissent	Au bout de quelques jours, les sensations et les brulures liées à la piqure de la mouche disparaissent Nombre d'informateurs ayant évoqué la recette 1	La chaleur du feu agit efficacement sur la brulure
17	Huile de palmiste	Le malade enduit l'huile de palmiste à l'endroit où la piqure d'Ossoun a laissé les brulures, les taches noires	Deux fois par jours au moins	Le traitement va au de la d'un mois	L'huile de palmiste a plusieurs vertus thérapeutiques. Ici, elle parvient à calmer les démangeaisons Nombre d'informateurs ayant évoqué la recette 1	L'huile de palmiste agit sur les taches noires en décicatrisant la partie tachetée

5.2. Dangers de l'Ethnothérapie

Il ressort que les populations vivant dans la zone endémique ont évoqué une pléthore de recettes pour réagir face à la loase. La liste de dix-sept recettes sous évoquées ne traduit pas l'exhaustivité des recours thérapeutiques pratiquées par les populations qui en sont victimes. Dans tous les cas, il s'agit d'un ensemble de réponses que les populations menacées par la loase ont mises en place dans le but de riposter à cette endémie. Il ressort des enquêtes anthropologiques que toutes les recettes évoquées ne sont pas connues au même titre. Certaines sont plus utilisées que d'autres. C'est les cas de la peau de banane (20 fois invoquée), de l'oignon (10 fois invoqués), des feuilles de tomate (8 fois invoqué) de l'herbe appelée *Okwat élot ou Gnéyara (6* fois invoqué*),* l'herbe *Abo mendjang* (6 fois invoqué). L'ethnothérapie présente un certain nombre de conséquences et de risques aux malades. Ces risques sont plus accentués en ce qui concerne le traitement du vers de l'œil du fait de la délicatesse de l'œil. « *Le traitement des Minag à travers nos remèdes peut gâter l'œil* ». Les recettes qui utilisent le citron, l'oignon, le sel, l'eau chaude… apparaissent dangereuses à moyen et à long terme. Le citron contient beaucoup d'acide qui peut facilement détruire l'œil. L'utilisation par les malades de certaines recettes serait responsable de nombreux cas de cécité ou de malvoyance rencontrés sur les zones endémiques au Cameroun. Cette situation s'explique par de nombreux cas de déperdition thérapeutique.

6. Ethnoprophylaxie

L'ethnoprophylaxie tel qu'observée se résume en eux techniques à savoir l'accoutrement et l'usage u chasse mouche.

- **Accoutrement comme moyen d'évitement des piqures d'Ossoun**

La technique d'évitement des piqures de la mouche rouge consiste à s'habiller dans un style d'accoutrement constitué d'une chemise longue, d'un pantalon, des chaussettes et d'un foulard pour les femmes. Cet accoutrement empêche la mouche rouge de se poser sur la peau d'un individu et de pouvoir le piquer. Les victimes de la loase ont estimé « *qu'avec cet habillement, l'on est en sécurité. Tout le corps est couvert en dehors du vissage et c'est difficile que l'Ossoun vous pique au visage parce que vous allez facilement vous rendre compte », « je me couvre souvent la peau pour éviter les piqures d'Ossoun. Mais, en dehors de la mouche rouge, il y a aussi les mouches invisibles (Ofib) qui rendent la peau écailleuse », « cet accoutrement est efficacement au niveau du village, car, il n'y a pas une autre façon d'éviter les piqures des mouches ici au village ».* Une autre partie de la population utilise les bottes. Mais, ce moyen semble inaccessible à beaucoup de villageois. Cet accoutrement soulage certes les villageois, mais il ne leur assure pas une protection à 100% dans la mesure où l'*Ossoun* réussit tout de même à piquer même des personnes qui ont revêtu des habits à longues manches et des chaussettes.

- **Usage d'une chasse mouche**

Pour lutter contre la mouche rouge, une partie de la population et plus particulièrement les personnes âgées ont adopté la culture de la chasse mouche. Il s'agit d'un amas de brindille de palmier ou de raphia sert à chasser ou à tuer *l'Ossoun.* Cette technique vise à empêcher la mouche rouge de pouvoir se poser sur la peau et d'absorber le sang humain, occasion d'infecter l'individu de la filariose. Bien que cette méthode ne sécurise pas totalement les personnes, elle a le mérite de permettre à ces dernières d'éliminer une bonne partie des mouches rouges au moment où celles-ci cherchent à les infecter les filaires. C'est donc à ce titre que dans certaines maisons, les gens s'arrangent à avoir des chasses mouches comme l'explique ce guérisseur : « *on se bande bien quand on va au champ. Mais à la maison, tout le monde a son chasse mouche* » (Messomo, guérisseur, 36 ans, Monogombo). Malgré l'usage du chasse mouche, la mouche rouge finit par profiter de l'inattention pour piquer les personnes. Mais, tous nos informateurs se sont accordés à dire qu'il est impossible de s'accoutrer chaque jour et à chaque heure. Ce qui laisse penser que la population tout entière est exposée aux piqures de la mouche rouge à un moment ou à un autre de sa vie. Toutes choses qui confirment que la loase ne peut être ni prévenue, ni évitée à partir des ethnoprophylaxies.

7. Paradigme communicationnel

Cette situation traduit une réalité, celle de la nécessité d'une campagne de sensibilisation sur les modes de prévention et de traitement de la loase. Une telle campagne prendrait en compte tous les écarts constatés entre les connaissances que les populations ont de la loase et les connaissances scientifiques de cette pathologie. Il est question de déconstruire les opinions sur la loase pour enseigner la vérité scientifique qui contribue à faciliter la lutte contre cette maladie par l'adhésion au traitement préventif et curatif par les victimes. Une telle communication aurait pour objet les éléments sur la connaissance de la maladie, les ethnoétiologies, les ethnothérapies ainsi que les ethnoprophylaxies qui nous semblent être un véritable obstacle épistémologique à la lutte contre cette maladie tropicale négligée et peu connue.

Ces ethnométhodes ou ethno-savoirs doivent être explorés, étudiés et validés du point de vue de leur capacité à lutter traiter cette maladie tropicale négligée. Il est important d'axer les thématiques de communication sur l'origine des *Minag*, le ver de l'œil ainsi que toutes les conséquences physiques et économiques liées à ce symptôme particulier de la loase et à la maladie en général. Nos informateurs ont su résumer ces conséquences en ces termes : « *Le vers de l'œil gatte l'œil, le déforme, affaiblit la vue. Celui qui en souffre ne peut pas lire, ni voir au loin. Il rend parfois aveugle, surtout quand l'on est déjà vieux », «quand on a le vers de l'œil, on peut tomber aveugle. Il y a un de mon oncle qui est mort aveugle ; Je pense que ce cas de cécité était lié aux filaires. Il y a un autre oncle qui a été opéré de l'œil, je pense que c'est le vers de l'œil », « moi-même je suis victime, je ressens une diminution de ma vision. J'ai actuellement des problèmes pour lire, J'utilise même les lunettes pour lire. En plus, j'ai constamment un mal de tête aigue chaque jour et du matin au soir. Je sens comment un vers me pique dans le cerveau et ces picotements sont momentanés » (une malade de 42 ans), « je sais que ma mère en souffre aussi. Elle est déjà aveugle. Elle criait tous les jours des picotements des yeux », « dans ce village (Ekoudou) on avait quatre aveugles, tous sont déjà tous mort », « On a notre mère qui est aveugle. Elle s'appelle Bisso Cecile, elle fait tout sur place. C'est nous qui la nourrissons », nous savons que les Minag rendent aveugle. Comme maintenant, je suis aveugle. Depuis 5 ans, je ne sors plus de la maison » (Mbong Marie Joseph, village Biyeng), « nous sommes à cinq aveugles dans notre village » (village Biyeng), « la piqure d'Ossoun provoque les filaires, ça rend aveugle, il y a beaucoup de malvoyants ici » (Mebassa Laurent, 80 ans, malade, Biyeng), « la femme d'Abega ne voit plus à cause de cette maladie, je connais une autre femme qui s'appelle Madeleine Melounou qui est complètement aveugle et une autre qui s'appelle Benedict Ngono qui a aussi perdu sa vue »(Bekoa Anne, 38 ans, enseignante, village Edjom), « je ne voyais plus, mais grâce à l'hôpital, je voie aujourd'hui. J'ai deux pairs de lunette que j'ai achetées chacune à 60 000 FCFA »* (Beyeme Pierre, Chef de village Edjom, 70 ans). Il poursuit en affirmant que « *Les gens meurent de cette maladie dans notre village, même si l'on ne déclare pas qu'ils sont morts des filaires* », « *on est pas sûr que les gens d'ici meurent de cette maladie. Mais, il y a des gens qui perdent complètement leur vue. Quelqu'un peut mourir de la loase et on accuse autre chose »*. Ces conséquences sont aussi économiques ans la mesure où les malades de la loase sont physiquement diminués et ne peuvent plus efficacement contribuer au développement économique par les activités agricoles.

De façon générale, les ethnoétiologies telles que « *la loase est une maladie contagieuse* », « *la loase est une maladie mystique* » constitueraient de véritables centres d'intérêt pour les communicateurs. Il en est de même pour les ethnothérapies. Nous en avions recensées au total dix-sept avec la particularité de calmer les symptômes au lieu d'éradiquer la maladie. Certaines de ces recettes sont dangereuses pour la santé humaine notamment celles qui visent à traiter le ver de l'œil et qui finissent par abimer la vue du fait de leur nocivité et de leur toxicité. Il est aussi important de communiquer sur l'inefficacité des ethnoprophylaxies tout en rappelant la chimioprophylaxie individuelle pour les populations vivant dans les zones endémiques ou les visiteurs séjournant dans les zones d'endémie est la prise hebdomadaire d'un comprimé à 0,100 g de Notézine en une fois ou d'1/2 comprimés deux fois par semaine. L'effort à faire, pour mettre en place les programmes d'intervention efficace sur cette pathologie doit consister à axer la communication sur ses causes réelles, ses manifestations, les recours thérapeutique et ses conséquences sur la santé et la vie des victimes (Tsague Dongmo et *al* (2002).

7.1. Activités de communication sur la loase par le milieu hospitalier

Dans les activités hospitalières, la loase n'est pas une préoccupation particulière. Les rapports d'activités des Centres de santé des localités fortement endémiques que nous avions visitées ne prennent pas la loase en compte d'après le personnel médical interrogé. La seule filariose notifiée, c'est l'onchocercose. Ce manque d'activités en faveur de la loase dû à la non-formation du personnel de santé ne permet pas à la population d'être informée et sensibilisée sur cette maladie. La réalité est que celle-ci continue à penser qu'il n'existe aucun traitement médical à propos de la loase. « *Je ne parle pas de loase en sensibilisation, en stratégie avancée, juste par ce que je ne suis pas outillé, formé pour cela. En plus, la loase ne fait pas partie des programmes d'hôpital » a laissé entendre un infirmier en service à l'hôpital* de *district* de *Nanga Eboko.* On comprend pourquoi tous les malades qui se sont présentés dans un centre de santé pour solliciter une prise en charge clinique du fait de la loase avaient recouru au paravent à un traitement alternatif endogène. Ces activités hospitalières faut-t-il l'affirmer, sont conditionnées par la formation du personnel de santé.

7.2. Activités de communication sur la loase dans les communautés

La communication sur la loase dans les communautés obéit à l'esprit de l'initiative de Bamako de 1978 qui avait préconisé l'implication de la communauté dans la gestion de tout problème de santé. Il est alors question de démocratiser la lutte contre la loase en impliquant le personnel non médical constitué des relais *communautaires* de santé, des municipalités, des hommes politiques, des tradipraticiens, des hommes d'églises, des hommes de médias, des autorités traditionnelles sans oublier les humoristes et autres artistes. Il est admis dans la sagesse africaine que « *quiconque veut poser un acte de développement au profit du peuple sans l'implication du peuple le fait contre le peuple* ». L'ignorance de cette pathologie par la communauté atteste évidemment du manque d'actions sur le terrain. Les agents de santé communautaire sont sollicités pour des activités telles que la vaccination, l'ococerchose, l'épilepsie dans certains cas. Or, la promotion de la santé ne prend guère en compte, la pathologie qu'est la loase, maladie pourtant hyperendémique comparativement à d'autres. Cette situation semble être responsable de l'ignorance de la maladie dans les localités endémiques. Les patients se contentent de ses symptômes (mebib et minag) qui surgissent quelques jours après la piqûre de la mouche rouge. Les complications émanant de cette maladie sont à rechercher dans cet imbrogio. Alors, la pathologie considérée comme bénigne devient invalidante avec des dégâts physiques, sanitaires et économiques considérables. Les cas de cécité et de dépendance deviennent légion dans les zones endémiques et parfois à l'indifférence totale des autorités politiques et des responsables sanitaires. Face à ce délaissement, les populations essaient de trouver des solutions à partir de leurs ethno-savoirs, lesquels tendent à prévenir et à guérir la maladie. Ces ethno-savoirs s'avèrent soit inefficaces, soit dangereuses pour la santé des populations, en aggravant ainsi le cortège des complications sur la vie et la santé des victimes.

7.3. Activités de communication en perspective

Face à la gravité des effets de la loase parmi les populations vivant en zone d'endémicité, l'une des solutions les plus efficaces peut paraître la communication. La loase mérite d'être considérée comme uune maladie endémique, une question de santé publique. Elle a atteint la côte d'alerte avec plus de 35% du taux de *prévalence* dans les zones à risque. L'environnement ambiant étant favorable à la prolifération des mouches rouges, et face à non-action antomologiste, la communication devient l'une des solutions possibles à envisager pour la lutte contre cette pathologie montante. Ainsi, les activités d'Information, d'Education et de Communication permettraient de démystifier la loase. Ainsi les supports et les canaux de communication seront adaptés en fonction des réalités de chaque communauté endémique. Il est donc clair, la lutte contre la loase ne peut être gagnée que par le concours de la communication. Le paradigme communicationnel de cette maladie prendrait en compte, les causes réelles de la maladie, les effets à long termes des piqûres de *Ossoun*, les causes des *mignag* et des œdèmes sans oublier la prise en charge effective de la maladie. Cette communication nous semble être la solution idoine dans un contexte où, en dépit des effets dévastateurs de la loase, celle-ci demeurent méconnue et énigmatique par les populations vivant dans les zones de foyers. Les effets dévastateurs de l'éthothérapie pourraient aussi constituer l'objet de cette comunication en perspective.

Conclusion

En somme, la loase entant que maladie tropicale négligée reste un réel problème de santé publique au Cameroun. La maladie sévit avec intensité dans les zones forestières avec des conséquences énormes sur les plans physique, sanitaire, psychologique et économique. En dépit de la severiité de la maladie, les populations ne maîtrisent toujours pas la patthologie dont elles souffrent. Les causes des *minag* et des oedemes demeurent mystérieuses. Cette situation qui constitue un handicap serieux pour la lutte contre cette MTN. Malheureusement, on remarque que la riposte contre cette pathologie ne reflète pas sa gravité. Les victimes de la loase restent parfois abandonnées à elles-mêmes. Faute d'assistance médicale, les populations ont inventé des ethno-savoirs thérapeutiques qui restent problématiques tandant même à aggraver la santé des patients. Certaines de ces ethnotherapies sont responsables de nombreux ça de malavoyance rencontrés dans les zones endémiques. La maladie a par ailleurs paralysé les membres inférieurs et supérieux des populations. N'est-il pas temps que la loase devienne une maladie prioritaire dans les districts de santé endémiques au Cameroun ? Les programmes de santé des districts de santé situés dans les zones à risque ne doivent-t-ils pas intégrer la loase vu son taux de prévalence élévé ? Les curricula des écoles de formation gagneraient à prendre en compte cette MTN dont les effets néfastes atteingnet déjà la côte d'alerte ? Notre reflexion est non seulement un cri d'alarme, mais également un éveil des consciences sur essité et l'urgence de prendre en compte la lutte contre cette pathologie. Plusieurs actions pourraient être mises en place, mais l'une des plus importantes semble être la communication.

Bibliographie

- Audry, P. (1990). *Cas cliniques en médecine tropicale.* http://www.medecinetropicale.com
- Augé, M. (1983). *Le sens du mal : Anthropologie, histoire, sociologie de la maladie*. Paris : Fayard.
- Darie, P. (1997). *Image de loase* [image en ligne]. http://www.medecinetropicale.com
- Kamgno, J. (2002). Hyper endémicité de la loase dans la plaine Tikar. *Bulletin de la société de pathologie exotique*, *94*(4), 342-346. http://horizon.documentation.ird.fr/exl-doc/pleins_textes/divers12-10/010028371.pdf
- Kamgno, J., & Bousquinesq, M. (2002). Effect of a single dose (600 mg) of albendazole on loa loa microfilaraemia. *Bulletin de la société de pathologie exotique*, *9*(1), 737. doi: 10.1051/parasite/200209159

- Kamgno, J., Gardon, J., & Boussinesq, M. (2002). Analysis of prevention of post-invermectim loa loa encephalopathy by administration of initial low dose. *Médecine tropicale, 60*(3), 275-277.
- Tsague, D. (2002). Effects of 3 days regima of Albendazole (800mg daily) on loa loa microfilareamia. *Annuals of tropical medecine and parasitology*, *82*(7), 737.

Buruli Ulcer (BU) and its social representations in various endemic sub-saharan african countries: A literature review

Benedict TAA NGUIMBIS ESSEME[1]
& Hermine Raissa HELL[2]

Abstract

Buruli Ulcer (BU) is tropical neglected disease caused by the *Mycobacteria ulcerans*. West and Central Africa countries are the most affected by the disease. Cameroun, Ghana, Benin, Ivory Coast, Togo, and Congo Democratic Republic are the countries with the most cases reported each year. The communities custom and beliefs are strongly associated to the perception of BU, which may impact the public interventions on the disease. We examined the available literature that investigated the social representations of BU in various endemic sub-Saharan African countries, mainly in the west and center region of the continent. We found that BU has different denominations in sub-Saharan Africa which are closely related to the perceived etiology of the disease. The etiologies of BU fall in 03 different categories namely the magico-religious etiology, the natural or biomedical etiology, and the double causality etiology. This review shows that the perceived etiology of BU has an impact on the therapeutic itineraries of patients. However, the community perceived etiologies are is dynamic and can be affected by various education and communication programs.

Keywords : Buruli ulcer, perceived etiology, perceived cause, social representation.

---

[1] Epidémiologiste, Ecole des Sciences de la Santé/UCAC
[2] Epidémiologiste, Ecole des Sciences de la Santé/UCAC ; Institut Médical des Plantes Médicinales

Résumé

L'ulcère de Buruli (UB) est une Maladie Tropicale Négligée causée par les Mycobacteria ulcerans. Les pays d'Afrique de l'Ouest et du Centre sont les plus touchés par la maladie. Le Cameroun, le Ghana, le Bénin, la Côte d'Ivoire, le Togo et la République démocratique du Congo sont les pays avec le plus grand nombre de cas rapportés chaque année. Les coutumes et les croyances des communautés sont fortement associées à la perception de l'UB, ce qui peut avoir un impact sur les interventions publiques sur la maladie. Nous avons examiné la littérature disponible qui étudiait les représentations sociales de l'UB dans divers pays d'Afrique subsaharienne endémiques, principalement dans la région ouest et centrale du continent. Nous avons trouvé que l'UB a différentes dénominations en Afrique subsaharienne qui sont étroitement liées à l'étiologie perçue de la maladie. Les étiologies de l'UB relèvent de 03 catégories différentes à savoir l'étiologie magico-religieuse, l'étiologie naturelle ou biomédicale, et l'étiologie de la double causalité. Cette revue montre que l'étiologie perçue de l'UB a un impact sur les itinéraires thérapeutiques des patients. Cependant, les étiologies perçues par la communauté sont dynamiques et peuvent être affectées par divers programmes d'éducation et de communication.

Mots-clés : Ulcère de Buruli, étiologie perçue, cause perçue, représentation sociale.

Introduction

Buruli Ulcer (BU) is tropical neglected disease caused by a mycobacterium, namely *Mycobacteria ulcerans*. The disease classic manifestation is the apparition of necrotic ulcers on the skin. These ulcers can affect different parts of the body, however, lesions are most often reported on the limbs. BU is spread in 34 different countries (Ndongo, Fond-Harmant, & Deccache, 2014). West and Central Africa countries are the most affected by the disease. Cameroun, Ghana, Benin, Ivory Coast, Togo, and Congo Democratic Republic are the countries with the most cases reported each year. The current biomedical treatment of the disease includes the combination of anti-mycobacterial antibiotics Rifampicin and Streptomycin ; Amikacin is often used. This treatment aims to stop the infection and heal the ulcers

(Johnson *et al.*, 2005). Surgical procedures are also utilized to cure the ulcerations.

Evaluate the burden of the BU is not an easy task because of its very localized distribution (Johnson *et al.*, 2005). However, a study made in central Cameroon by Grietens *et al.* (2008) revealed that, for a household in that region, the lost burden due to BU hospitalization accounts for 25% of the household yearly earnings. For Johnson *et al.* (2005), in Sub-Saharan Africa, the burden of BU falls mainly on children. This increasing burden leaves the household with no other choice than to cease their financial and social support to the patient, resulting in the isolation of the patient in the hospital and later to the giving-up of the treatment (Grietens et al., 2008).

The exact mode of transmission of the disease is still unknown. Henceforth, the fight against BU relies mainly on secondary prevention strategies, i.e. an early diagnosis and treatment. For Ndongo et al. (2014), those strategies of secondary prevention have limited impact because they do not include social, cultural as well as psychosocial factors which three influence preventive and self-care behaviors. These factors highlighted by Ndongo et al. (2014)Ndongo et al. are intimately linked to the social representation of the disease. Wone (2005) identified three types of sickness' representations :

- Destructive sickness, here, the individual is dispossessed of his identity, his social role. This identity is defined by the rules of the society. So, when the individual feels unhealthy, and he thinks he has breached the rules of the society he loses his identity.
- The sickness as a freedom, for Wone, here the individual finds in the sickness an occasion to run from his social role, i.e. he is free from his responsibilities without having his identity dispossessed.
- The sickness as an occupation, the sickness in this representation corresponds to psychosomatic diseases. Here, the individual is believed to generate physical symptoms from a psychosocial situation.

All these three types of representations have an impact on the therapeutic itineraries of individuals especially for a weird sickness as BU with odd symptoms. Health promotion approaches appear to be the best response in the fight against BU (Ndongo *et al.*, 2014). Those approaches require a bottom-up program approach. A full community participation is therefore needed for their achievements. Ndongo *et al.* (2014) further cited the African Program against Onchocerciasis as a reference health promotion program against BU. The mise-en-scène of health promotion programs against BU, requires the understanding of the perceived causes of BU in the community, since they influence the health seeking behaviors of individuals. Hence there is a need to map the perceived causes of the disease in order to create appropriate strategies which will be effective in the reduction of the burden and/or the elimination of this disease. In the present paper we sought to make a review of the different perceived causes that have been registered in either French or English in the literature around various countries of sub-Saharan Africa.

1. Denominations of Buruli Ulcer in sub-Saharan Africa

Sub-Saharan Africa is a culture rich region of the world. They are indeed a great variety of tribes, each with its proper language, that populate this region of the world. This cultural variety has conferred to BU a multiplicity of identifying expressions among the different tribal groups. Albeit it exists a multiplicity of denominations for BU across sub-Saharan Africa, the denominations usually coined to BU can be regrouped in three as shown by Kidadi, Aujoulat, Meyers, Muyembe, and Portaels (2007). These groups of denominations built by Kidadi *et al.* (2007), are function of three major parameters : The geographic localization of the disease, the description of observed injuries by the population and the incurability of the ulcers, and/or witchcraft.

Table 1 : *Denomination of BU according to the description of lesions*

BU denomination	English/French translation	Country	Ethnic group
Houe vikpa	Wound caused by fish or worms	Benin	/
Djemakui, djomaku	Chronic wound	Benin	/
Atom	Wound that does not heal	Cameroon	Yebekolo
Muanza	Incurable wound caused by a curse	Congo	/
Djori belebeleba	Chronic wound caused by a curse and recognized by its odor and aspect	Congo	/
Hella gbonyo	Villainous disease	Ghana	/
Kokoram ebo	Which takes control of the body	Ghana	/
Kessi kuro	Chronic wound	Ghana	/

Aboa gbonyo	This expression describes the terrible nature of the disease	Ghana	/
Juwe okoro or Bibi okoro	Incurable wound	Uganda	/
Lupi-lupi	Wound which never heal	Uganda	/
Mbasu	Chronic wound caused by sorcerer activities	CDR	/
Phuta lu zungu	Incurable wound or lifetime wound	CDR	/
Kinvea	Wound caused by sorcerer and fetishes attacks	CDR	/
Ksung	Wound that doesn't heal	CDR	/

From the preceding parameters, the later were the ones which had our focus, because they are representative of the communities' thoughts. We were able from Kidadi *et al.* (2007) work to build the following tables, summarizing the denominations and classifications of BU they recorded.

Table 2 : *Denominations of BU according to the incurability of the Ulcer and witchcraft*

BU denomination	English/French translation	Country	Ethnic group
Tefoun-Tefoun	White surface wound similar to cotton	Benin	/
Akpa-daho	Large wound	Benin	/
Mbamu mu ndele	Geographically shaped wound	Congo	/
Gbrakaba & Djihe Klegba	Large wound	Ivory Coast	/
Odontihella	Surface wound similar to cotton	Ghana	/
Glurume-Narikingo	Large expanding wound	Ghana	/
Mputa ma tadi	Stone wound	Congo Democratic Republic (CDR)	/

From the above tables, we can easily conclude that the different denominations of BU in the various languages is intimately associated to the representation of the disease in the culture. We are now going to look closely at some denominations that we found in the literature in more details.

2. "ATOM" in Cameroon

The word or expression « Atom » refers to a disease (BU) and a traditional instrument (fetish or juju) (Grietens *et al.*, 2008 ; Kidadi *et al.*, 2007 ; Laterali, 2005). This denomination is mainly used by the population leaving in Ayos, a town in the center region of Cameroon. As a disease, Laterali (2005) identified the following meanings :

- Wound that does not heal ;
- Incurable wound ;
- Mystical wound difficult to heal ;
- Someone who spoils from the inside

Laterali (2005) as well as Grietens *et al.* (2008) have identified two common usage of the expression "Atom" as BU :

- *"Simple Atom"* also known as "Atom des blancs". This Kind of "Atom" is believed to be a natural (clinical) disease with a possibility to find a healing in health facilities. Usually, the mild severity and the short length of the disease are the characteristics of the "simple Atom" according to the populations (Laterali, 2005).
- *"Mystical Atom"* "maladie lancee".

These two categorizations are based on the perceived causes (PC) of the disease by the communities that we will discuss later in this paper in more details. "Atom" is also used to identify an object. This object is a fetish, a "gris-gris" ("bian") i.e. magical charm that is used to protect fields (Grietens *et al.*, 2008 ; Laterali, 2005). This magical charm is believed to contain various type of diseases including BU (Grietens *et al.*, 2008).

3. "MBASU" Congo Democratic Republic

"Mbasu" means wound caused by an attack of sorcerers or by bad fate (Kidadi *et al.*, 2009). Kidadi *et al.* (2007) reported that "Mbasu" can be a charm that could be bought from some sorcerers by individuals to resolve some conflicts. "Mbasu" is therefore not different in meaning with Atom as it can also be a "maladie lancee".

4. BU denominations in Togo

Agbovi (2007) reveals us a number of denominations for BU from Togo. He recorded the following expressions :

- "Ewan Poame", "Ewan Manye" which he literally transcribed in french as "Ewan a atteint", "Ewan inconnu". It also designates the person touched by "Ewan". These expressions are mainly used by the people from Tvevie. "Ewan" also means "lezard malefique a double queue".
- Afagnan and Yoto people designate UB as "Adja", "Adja Poame", "Dzobou", "Atchakpa" whose signification were not given by the population. Agbovi (2007) analyzed that the disease is relatively unknown by the population that is why the population could not describe the expression they used to designate BU.
- At Gbatope, Tchekpo, and Gboto people referred to BU as "Pe bi" or "Pe lan" which literally means in french "plaie de l'annee". The expression "Abi makoumakou" is also used and means in french "Plaie qui ne guerit pas ou plaie qui recidive".

5. "Owevikpa" and "Sasa" Benin

Aujoulat, Johnson, Zinsou, Guedenon, and Portaels (2003), report that the Mahi-Fon people from Benin called BU "Owevikpa" i.e wound caused by worms. The word refers to a living thing moving and crawling "Owevikpa". The expression "Sasa" is also used by the medical personnel to designate a mystical disease whose clinical signs are similar to BU but is not BU (Aujoulat *et al.*, 2003). The expression "Djomakou" is also used and means "wound that doesn't heal and whose treatment is expensive" (Aujoulat *et al.*, 2003). It therefore appears from the different denominations recorded that for Africans BU perceived caused are from 2 origins:

- Magico-religious origin
- Natural/ biomedical origin

Laterali (2005), and Grietens *et al.* (2008) . works on "Atom" will reveal a 3rd origin which is a mixed of the previous ones. Which Peeters Grietens *et al.* (2012) referred to it as the "Double Causality".

6. Perceived etiology of BU by the population

They are three major classes of perceived causes (etiologies) of BU found in the literature about the populations representation of BU.

- Magico-religious etiology
- Natural or biomedical etiology
- Double causality

6.1. The natural or biomedical etiology

From the various articles read, we recorded the following natural causal factors of BU reported from the different populations:

- Insects bite
- Water
- Contact with BU sick people and their environment
- Poor hygiene
- Sexual transmission
- Worms and other biological microorganisms
- Sent directly by God

The insects bite etiology is reported by Laterali (2005) and Grietens *et al.* (2012), in Cameroon, among people living in Ayos and Akonolinga subdivisions, Anaman and Aboagye (2014), and Stienstra, van der Graaf, Asamoa, and van der Werf (2002) in Ghana, and by Konan Akissi, Dassi, Mossi, Abbe, and Bonfoh (2013) in Ivory Coast, around Daloa and Taabo areas. People think that Bu is transmitted from person to person through an insect bite. Konan Akissi et al. (2013) identified that the population accused Tse-Tse flies bites to cause the disease in Ivory coast whereas Grietens et al. (2012) accused an insect they called "Ossun". On the other hand, Owusu and Adamba (2012) reported that in Ghana people don't believe that an insect could cause such big sores as the BU ones.

The water etiology is the most reported natural etiology in the literature. Anaman and Aboagye (2014) reported this current in the Nsawan-adoagyin municipality in Ghana, where swamps, drinking and using dirty (contaminated) water for households' activities cause the disease. Similarly Ackumey, Gyapong, Pappoe, Kwakye-Maclean, and Weiss (2012) reported the same thoughts in the GA south municipalities in Ghana. They further identified wadding and swimming as the other activities that are reported by the population as causes of the disease in the population. The same ideas are also reported by Stienstra et al. (2002) in Ghana. Moreover, Laterali (2005) as well as Grietens et al. (2012), have identified contacts with water as perceived causes of BU in Ayos and Akonolinga in Cameroon. In Togo, swamps are pointed out as responsible for the spread of BU (Agbovi, 2007). Kidadi et al. (2009) highlighted that people in CDR evoke microbial agents from swamps and stagnant water as the causes of the disease. Though the idea that BU could be caused by water is popular, the population has started to refute it. The fact that everybody does the same usage of the same water in the community and yet not everybody get the disease, coupled with the community's argument that some children are too young to wad or to swim and yet get the disease (Ackumey, Gyapong, Pappoe, Kwakye-Maclean et al., 2012) weakens the argument that water causes BU in the population. However, some people in the community talk about the "weakness of blood" i.e. when everybody is exposed to the same risky water, only people having a "weak blood" get the disease while others with a "stronger blood" (Ackumey, Gyapong, Pappoe, Kwakye-Maclean et al., 2012).

Stienstra et al. (2002), reported the idea of the causality by contact with BU sick people in Ghana. Konan Akissi et al. (2013) reported also this tendency in Ivory coast where people believed that people with BU spread BU microbes eggs thus contact with them or with their belongings could transmit the disease. The worm/microorganism linked etiology is also reported. Aujoulat et al. (2003) reported it in Benin. The worms are believed to penetrate the body by an unknown route and thus coupled to favorable conditions cause the disease. This etiology thought is also reported in Cameroon Laterali (2005). The last natural etiology of BU reported in the literature is the poor hygiene/sexual intercourse etiology (Stienstra et al., 2002). The natural etiology argument has grown greatly among the communities thanks to the increasing influence of health programs in the communities (Ackumey, Gyapong, Pappoe, Maclean, & Weiss, 2012). Furthermore, women in some communities in Benin think that great spread of the disease, affecting all the classes of the population dismisses the fact that the disease could be witchcraft induced as sorcerer could not attack this high proportion of the population all at the same time with no motives (Aujoulat *et al.*, 2003).

6.2. The magico-religious etiology

The magico-religious etiology of BU is by far the most reported etiology we found in the scientific publications we have been in touch with. There are two major tendencies of magico-religious etiology emerge from the papers we consulted :

- BU caused by Witchcraft
- BU caused by the punishment of God/ gods

BU caused by witchcraft is either seen positive or negative by the communities (Laterali, 2005). BU is believed to be a positive witchcraft instrument especially in Cameroon as reported by Laterali (2005) & Grietens *et al.* (2012) works. Here the disease is controlled by patriarchs of the community who have a mystical power and therefore cast the disease to strangers who have bad intentions toward the community. The disease is therefore used to protect the common good. On the other hand, the disease is used as a magical charm through fetish "bian" to protect their farms from misbehaving individuals. BU appears when someone has made an infraction to the "Mvoe" i.e the social order. The fetish punishes everyone who steal from, trespass the limit of, spiting in, and urinating in someone's farm. BU is therefore the guardian of the social order, the police of the community.

Despite having a positive role in some communities, BU appears to have a much greater role in harming people through witchcraft. This is by far the most reported etiology of BU in the literature. Here the disease is perceived to be caused by sorcerers' activities. The common motives for such actions are Jealousy, evil eye ("mauvais coeur", and "mauvais esprit"). The disease is sent to an individual through a mystical path. Grietens et al. (2012) reported that in Cameroon (Ayos) sorcerers send the disease through the invisible word "evu". Agbovi (2007) on the other hand recorded in Togo that the disease is placed on individual's path. Indeed, a powder known as "Etsi" "black powder" is spread over the path of the targets and if someone trespass it he gets the disease (Agbovi, 2007). A similar mode of transmission is reported in

CDR by Kidadi (2004) where “Mbasu” is spread over the path of individuals and cause the disease. Kidadi et al. (2007) further reported that “Mbasu” is commercialized in Kinshasa to those who want to cast the disease to others. BU is therefore the materialization of the sorcerer curse (Agbovi, 2007), and instrument for initiated individuals of the community (Laterali, 2005).

BU is also thought to a punishment from God or the gods. Here the disease is caused by breaking taboos fixed by God/gods (Owusu-Sekyere, 2013). Disobedient individuals receive a punishment as a result of his misbehaviors. Owusu-Sekyere (2013)also noted the inherited pattern of the punishment which can come from the fore-fathers to the descendants. The limited knowledge about the disease transmission to man i.e. absence of the logical (scientific) explanations that BU infections arise from the aquatic environment participate to the strengthening of the magico-religious etiology (Owusu & Adamba, 2012 ; Owusu-Sekyere, 2013). In addition, the inability to explain the progression of the disease from a small cut to a handicapping ulcer as well as the long duration of the disease (Owusu & Adamba, 2012) also reinforces the acceptation of this etiology in the communities. Further, Aujoulat et al. (2003) remarked that in Benin a common disease with uncommon symptoms, which is not easy to heal and causes the poverty of the family is induced by witchcraft.

6.3. The doubled causality

The doubled causality has been reported in Cameroon (Laterali, 2005 ; Grietens *et al.*, 2012). Here the natural and mystical etiologies are interchangeable. Sorcerers use insects to transmit the disease to their targets (Laterali, 2005). Aujoulat *et al.* (2003) reported from traditional healers in Benin that induced diseases are not different in nature from natural diseases. BU arises from natural causes but are made worse by sorcery (Aujoulat *et al.*, 2003). Grietens *et al.* (2012)concluded that the double causality happens when the natural categorization of the disease fails to adequately explain the etiology and progression of the disease.

Conclusion

The perceived etiology of BU is dynamic i.e. it can be changed with adequate health education. The denominations of the disease in African languages is not different from the clinical denomination of the disease. The perceived causes of the disease have an impact on the therapeutic itineraries of the patients and associated with delay consulting (Grietens *et al.*, 2012). Aujoulat *et al.* (2003) identified the following conditions for a BU patient to consult : belief that BU is a natural disease ; the disease appears to be serious and has not healed spontaneously or with traditional treatment ; the medical treatment is known to be effective. We can therefore say that health centers are often the last on the health seeking path of the patients. The social representations of BU are therefore key elements to consider in order to implement performing programs to fight against the disease.

Bibliographical references

- Ackumey, M. M., Gyapong, M., Pappoe, M., Kwakye-Maclean, C., & Weiss, M. G. (2012). Illness meanings and experiences for pre-ulcer and ulcer conditions of Buruli ulcer in the Ga-West and Ga-South Municipalities of Ghana. *BMC Public Health, 12*(1). doi:10.1186/1471-2458-12-264
- Ackumey, M. M., Gyapong, M., Pappoe, M., Maclean, C., & Weiss, M. G. (2012). Socio-cultural determinants of timely and delayed treatment of Buruli ulcer : Implications for disease control. *Infectious Diseases of Poverty, 1*(1), 6. doi:10.1186/2049-9957-1-6
- Aujoulat, I., Johnson, C., Zinsou, C., Guedenon, A., & Portaels, F. (2003). Psychosocial aspects of health seeking behaviours of patients with Buruli ulcer in southern Benin. *Tropical Medicine and International Health, 8*(8), 750-759. doi:10.1046/j.1365-3156.2003.01089.x
- Grietens, K. P., Boock, A. U., Peeters, H., Hausmann-Muela, S., Toomer, E., & Ribera, J. M. (2008). It is me who endures but my family that suffers : social isolation as a consequence of the household cost burden of Buruli ulcer free of charge hospital treatment. *Plos neglected tropical diseases, 2*(10). doi.org/10.1371/journal.pntd.0000321
- Johnson, P. D., Stinear, T., Small, P. L., Pluschke, G., Merritt, R. W., Portaels, F.,... Asiedu, K. (2005). Buruli ulcer (M. ulcerans infection) : new insights, new hope for disease control. *PLoS medicine, 2*(4), e108. https://doi.org/10.1371/journal.pmed.0020108
- Kidadi, K. (2004). Enquête connaissances - attitudes - pratique (CAP) de la population de Songololo sur l'ulcère de Buruli. *Bulletin de la Société de Pathologie Exotique, 97*(4). Récupéré sur http://www.pathexo.fr/documents/articles-bull/T97-4-2550-4p.pdf

- Kidadi, K., Aujoulat, I., Meyers, W. M., Muyembe, T., & Portaels, F. (2007). Etude des appellations et représentations attachées à l'infection à Mycobacterium ulcerans dans différents pays endémiques d'Afrique. *Médecine Tropicale*, *67*(3), 241–248. Récupéré sur https://dial.uclouvain.be/pr/boreal/object/boreal%3A74196/datastream/PDF_01/view

- Kidadi, K., Boelaert, M., Kayinua, M., Minuku, J. B., Muyembe-Tamfum, J., Portaels, F., & Lefèvre, P. (2009). Therapeutic itineraries of patients with ulcerated forms of Mycobacterium ulcerans (Buruli ulcer) disease in a rural health zone in the Democratic Republic of Congo. *Tropical medicine & international health*, *14*(9), 1110–1116. https://doi.org/10.1111/j.1365-3156.2009.02324.x

- Konan Akissi, D. O., Dassi, C., Mossi, L., Abbe, N., & Bonfoh, B. (2013). *Analyse comparative des perceptions des facteurs de risque de contamination de l'ulcere de Buruli à Daloa et Taabo.*

- Kwabena, A. A., & Aboagye, A. A. (2014). Perceived causes and impacts of Buruli ulcer and societal measures to reduce human suffering from the disease in Nsawam-Adoagyiri municipality of Ghana. *Pyrex Journal of Medecine and Medical Sciences, 1*(2), 13-22. Récupéré sur http://www.researchgate.net

- Laterali, M. (2005). *Ethnographie de la constitution d'un problème de santé publique au Cameroun : l'exemple de l'ulcère de Buruli ou "Atom" dans l'arrondissement d'Ayos.* (Bachelor's dissertation). Université de Neuchâtel. Retrieved from https://doc.rero.ch/record/5350/files/1_mem_LateraliM.pdf

- Ndongo, P. Y., Fond-Harmant, L., & Deccache, A. (2014). Approches communautaires dans la lutte contre l'ulcère de Buruli : revue de la littérature. *Santé publique*, 39. doi:10.3917/spub.140.0039

- Owusu, A. Y., & Adamba, C. (2012). Household perceptions, treatment-seeking behaviors and health outcomes for Buruli ulcer disease in a peri-urban dstrict in Ghana. *Advances in applied sociology*, *02*(03), 179-186. doi:10.4236/aasoci.2012.23024

- Peeters Grietens, K., Toomer, E., Um Boock, A., Hausmann-Muela, S., Peeters, H., Kanobana, K., … Ribera, J. M. (2012). What role do traditional beliefs play in treatment seeking and delay for Buruli ulcer disease ? –insights from a mixed methods study in Cameroon. *PLoS One*, *7(*5), e36954. doi: 10.1371/journal.pone.0036954

- Stienstra, Y., Van der Graaf, W. T., Van der Werf, T. S., & Asamoa, K. (2002). Beliefs and attitudes toward Buruli ulcer in Ghana. *The American Journal of Tropical Medicine and Hygiene, 67*(2), 207-213. doi:10.4269/ajtmh.2002.67.207

- Wone, M. M. (2005). *Pour une approche sociologique de la maladie*. Chicoutimi : Tremblay.

Dispositions institutionnelles, gestion des pratiques d'hygiène hospitalière et risques d'infections nosocomiales à Yaoundé : Une approche sociologique

Yves Bertrand DJOUDA FEUDJIO[1]

Résumé

Des dispositions institutionnelles ont été construites jusqu'ici par les autorités sanitaires et hospitalières pour faire face aux questions d'hygiène, de gestion des déchets et de lutte contre les infections nosocomiales. Par exemple, la Décision n° 0178/D/MSP/SESP/SG/DPS/SDHA/SHM/BPHE du 24 avril 2006 a institué la création d'une Unité d'Hygiène Hospitalière (UHH) dans les formations sanitaires publiques, notamment les Hôpitaux Généraux, les Hôpitaux Centraux, Régionaux et de District. Le texte le plus récent est celui n° 2012/ 2809 du 26 septembre 2012 fixant les conditions de tri, de collecte, de stockage, de transport, de récupération, de recyclage, de traitement et d'élimination finale des déchets. Malgré ces dispositions institutionnelles, de nombreux dysfonctionnements sont encore observés dans la maîtrise des pratiques d'hygiène hospitalière. Les observations de terrain menées à Yaoundé font dire que les questions d'hygiène, de propreté ou de gestion des déchets restent un défi majeur pour l'ensemble des acteurs du milieu hospitalier. Non seulement les dispositions institutionnelles prévues sont peu appliquées mais, en milieu hospitalier, les acteurs y intervenant, construisent des comportements et pratiques d'hygiènes diversifiées et contradictoires. Les faits de terrain font dire que la gestion des déchets et les problèmes d'hygiène au sein des hôpitaux camerounais présentent des aspects complexes : institutionnels, comportementaux, organisationnels, environnementaux et culturels. La présente analyse sociologique

[1] Sociologue, Enseiganat –cheurcheur, Maître de Conférences à l'Université de Yaoundé I (Cameroun)

envisage de comprendre les facteurs susceptibles d'expliquer les dysfonctionnements observés entre les normes institutionnelles prévues pour une gestion des déchets et questions d'hygiène en milieu hospitalier et les réalités contrastées observées sur le terrain. Les données analysées ont été collectées auprès de quelques hôpitaux de référence de Yaoundé ; grâce aux techniques de la recherche qualitative, à savoir les observations directes et aux entretiens formels et occasionnels avec divers acteurs hospitaliers (responsables hospitaliers, soignants, malades, gardes malades, agents d'entretien, etc.). Il s'agit d'une contribution à la discussion scientifique sur la problématique générale des questions d'hygiène et des infections nosocomiales en milieu hospitalier africain.

Mots clés : *Dispositions institutionnelles, réalités, hygiène, risques d'infection nosocomiale, milieu hospitalier, Yaoundé.*

Abstract

Institutional arrangements have been made so far by health and hospital authorities to address issues of hygiene, waste management and nosocomial infection control. For example, Decision No. 0178/D/MSP/SESP/SG/DPS/SDHA/SHM/BPHE of April 24, 2006 instituted the creation of a Hospital *Hygiene Unit (UHH) in public health facilities, including General Hospitals, Central Hospitals, Regional and District. The most recent text is that of 2012/2809 of 26 September 2012 laying down the conditions for sorting, collecting, storing, transporting, recovering, recycling, treating and final disposal of waste. Despite these institutional arrangements, many dysfunctions are still observed in the control of hospital hygiene practices. Field observations conducted in Yaoundé suggest that issues of hygiene, cleanliness or waste management remain a major challenge for all actors in the hospital environment. Not only are the planned institutional arrangements poorly implemented, but, in hospitals, the actors intervening there, construct behaviors and practices of varied and contradictory hygiene. The facts on the ground mean that waste management and hygiene problems in Cameroonian hospitals have complex aspects : institutional, behavioral, organizational, environmental and cultural. The present sociological analysis envisages to understand the factors likely to explain the dysfunctions observed between the institutional norms envisaged for a waste management and questions of hygiene in hospital and the contrasted realities observed on the ground. The analyzed data were collected from some Yaoundé reference hospitals ; thanks to the techniques of qualitative research, namely direct observations and formal and occasional interviews with various hospital actors (hospital officials, carers, patients, sick warders, cleaning agents, etc.). This is a contribution to the scientific discussion on the general problem of hygiene issues and nosocomial infections in African hospitals.*

***Key words** : Institutional arrangements, realities, hygiene, risks of nosocomial infection, hospital environment, Yaounde.*

Introduction

Les résultats d'une étude menée par un collectif de collègues dont Rebaudet, Kraemer, Savini, De Pina, Rapp, Demortiere et Simon (2007 :291), ont montré les infections nosocomiales des personnels soignants comme des patients en Afrique intertropicale ou subsaharienne demeurent un domaine méconnu et peu investigué par les spécialistes des sciences sociales. D'après ces auteurs sus-cités, le risque nosocomial des soignants n'a pas été considéré jusqu'ici comme une priorité de santé publique, ni par les autorités sanitaires nationales ou internationales, ni par les bailleurs de fonds et *organisations* d'aides médicales, qu'elles soient institutionnelles ou non gouvernementales. En France, dans une recherche présentée et réalisée en partenariat avec le réseau Franc-Comtois de lutte contre les infections nosocomiales, Salès-Wuillemin, Morlot et Fontaine (2011) ont analysé les représentations sociales de l'hygiène chez les personnels de santé. Les résultats de cette étude ont mis en évidence une centration de la représentation sur la « *propreté* » et le « *lavage des mains* ». Ils soulignent le fait que les pratiques de l'utilisation des solutions hydro alcooliques pour le lavage des mains posent problème et qu'il s'agit d'«*une technique mal acceptée et mal utilisée par les acteurs de soins* ».

Au Cameroun, le constat que faisait Ela (1985) il y a près de trois décennies, reste toujours d'actualité. Dans les lieux de soins, d'après l'auteur, le risque de contagion et le péril fécal sont permanents et peuvent facilement compromettre les chances réelles de soins. En réalité, l'organisation interne des hôpitaux autour des questions d'hygiène ou de propreté n'engage pas manifestement l'ensemble des acteurs de l'environnement hospitalier. Le personnel de santé évacue la question de l'hygiène comme relevant des tâches quotidiennes du personnel d'appui ou des paramédicaux. Pourtant, ces questions d'hygiène, de propreté ou de gestion des déchets ont une dimension socio-culturelle qui concerne aussi bien le personnel de l'hôpital[2] que les malades et leurs familles. Les perceptions construites autour de l'hôpital comme haut lieu de risque de contamination ou d'infection par les acteurs sociaux (personnel de santé, paramédicaux, patients et usagers) sont plurielles et divergentes. Globalement, la gestion des déchets hospitaliers et les problèmes de l'hygiène au sein des hôpitaux camerounais présentent de multiples aspects : institutionnels, matériels, comportementaux, organisationnels, environnementaux et culturels.

Cette complexité des questions de propreté ou d'hygiène hospitalière font d'elles un champ d'investigation important pour la sociologie de la santé. C'est dans cette perspective que cette analyse envisage de « *comprendre par interprétation* » (Weber, 1971) les facteurs susceptibles de rendre compte des discordances entre les normes institutionnelles prévues pour une gestion des questions de propreté et de déchets en milieu hospitalier et les pratiques déviantes ou non conformes observées sur le terrain. En réponse au manque de travaux socio-anthropologiques constaté dans ce champ de recherche, dont l'enjeu n'est plus à démontrer, cette contribution apporte quelques ressources de terrain pouvant nourrir la discussion scientifique. Partant d'une présentation descriptive des dispositions institutionnelles importantes de gestion des questions d'hygiène et de déchets hospitaliers, l'analyse confronte ces dispositions avec les réalités de terrain et fait ressortir leurs discordances, leurs dysfonctionnements ainsi que les incidences et risques liés aux pratiques d'hygiènes inappropriées en milieu hospitalier

---

[2] Le personnel de l'hôpital ici intègre toutes les catégories d'acteurs (médecins, infirmiers, aides-soignants, personnels d'appui…) qui interviennent dans le processus de soins ou de prise en charge des malades.

1. Approche méthodologique et conceptuelle

1.1. Collecte des données de terrain et approche d'analyse

Le matériel analysé dans le cadre de cette étude provient du terrain et a été progressivement récolté à différents moments. Entre 2006 et 2011, nous avons observé les attitudes, les pratiques et les comportements des acteurs impliqués dans la prise en charge des malades tuberculeux (Djouda Feudjio, 2011). Au cours de ces recherches doctorales, nous avions déjà constaté que les questions de propreté, d'assainissement ou d'hygiène se posaient avec acuité dans les formations sanitaires visitées à l'Ouest et à l'Extrême-Nord du Cameroun. Les premières données collectées sur ces questions remontent donc à cette période 2006-2011. Pour enrichir la présente recherche qualitative, nous avons organisé de nouvelles visites de terrain qui nous ont permis de mener des observations directes et des entretiens approfondis auprès des différentes catégories d'acteurs (soignants, paramédicaux, agents d'entretien, malades, gardes malades…) intervenant dans l'environnement hospitalier de Yaoundé. Au total, une vingtaine d'acteurs[3] ont partagé avec nous leurs attitudes, leurs perceptions, leurs représentations et leurs pratiques autour des questions d'hygiène en milieu hospitalier. Certaines données importantes ont été collectées grâce à nos étudiants inscrits en Master. Il s'agit principalement des étudiants inscrits en première année de Master en Santé publique, Organisation hospitalier, Soins infirmiers et Microbiologie, à l'Ecole des Sciences de la Santé de l'Université Catholique d'Afrique Centrale. Ces étudiants sont, pour la plupart, des professionnels de santé œuvrant dans les structures hospitalières de Yaoundé. Ils ont accepté de partager avec nous leur expérience quotidienne en matière des pratiques d'hygiène hospitalières. Dans le champ de la sociologie, l'analyse s'inscrit globalement dans une démarche qui se veut à la fois compréhensive et fonctionnaliste. Il s'agit plus spécifiquement de décrypter, de « *comprendre par interprétation* » (Max weber, 1971) les dysfonctionnements et facteurs manifestes ou latents qui structurent les pratiques d'hygiène ou de propreté dans les espaces hospitaliers à Yaoundé. Les hôpitaux qui ont été visités sont principalement l'HCY, le CHU, l'HGOPY et l'HGOPY.

---

[3] 10 soignants, 02 agents d'entretien, 05 malades, 03 gardes malades.

1.2. Quelques précisions conceptuelles

La lecture et la compréhension des phénomènes sociologiques ou anthropologiques exigent du *chercheur*, une construction significative des concepts. Cette construction permet au chercheur d'éviter non seulement toute « *anarchie conceptuelle* », mais surtout de se situer et de situer toute personne qui s'intéresserait à sa recherche (Bourdieu 1984 :121). Cette exigence méthodologique nous oblige ici à apporter un cadrage autour des concepts de pratiques d'hygiène ou de propreté, déchets et déchets hospitaliers, gestion des déchets hospitaliers.

- **Pratiques d'hygiène ou de propreté**

La signification attribuée au concept de pratique dans la présente analyse est celle empruntée chez Grawitz (2000 :323) qui l'aborde comme « *toute manière de faire habituelle soit individuelle, soit collective* » mettant aussi en œuvre les principes d'un art. Partant de cette signification, les pratiques d'hygiène ou de propreté peuvent être présentées comme toute manière de faire ou d'agir individuelle ou collective qui, en milieu hospitalier, vise à éviter ou à évacuer tout risque d'infection nosocomiale ou toute contamination liée aux déchets ou à l'insalubrité.

- **Infections nosocomiales**

Dans une perspective épidémiologique, les infections nosocomiales désignent globalement toute infection ou toute maladie contractée en milieu hospitalier. Chez les soignants, cette infection peut se transmettre à l'occasion d'un acte médical (transmission de l'agent pathogène du malade au soignant) ou simplement pour donner suite à une présence dans un espace hospitalier souillé, non propre, insalubre ou encombré de déchets hospitaliers. Le patient, le garde malade ou l'usager qui fréquente l'espace hospitalier peut aussi, si les règles d'hygiène ne sont pas respectées, attraper une infection nosocomiale bénigne ou grave. C'est dire qu'aucun acteur qui fréquente ou séjourne à l'hôpital n'est à l'abri des infections nosocomiales.

- **Déchets et déchets hospitaliers**

Le concept de déchet apparait d'emblée comme un concept banal. Au quotidien, dans tous les secteurs sociaux (ménage, milieu professionnel, rue, etc.) les acteurs sociaux doivent à tout moment se débarrasser des déchets qui intègrent tout objet en fin de vie, classé désormais comme inutile, sans valeur, encombrant, dangereux, nécessitant un débarras. Dans la réalité, les environnementalistes distinguent plusieurs types parmi lesquels les déchets ménagers ou domestiques, les déchets industriels, les déchets radioactifs et hospitaliers. La présente analyse prend en compte essentiellement les déchets hospitaliers.

- **Gestion des déchets hospitaliers**

Parler de la gestion revient ici à évoquer l'ensemble des moyens qu'un individu ou un groupe d'individus mobilisent face à une situation ou pour conduire une stratégie (Grawitz, 2004). La gestion des déchets hospitaliers intègre ainsi toutes les dispositions, stratégies ou ressources mobilisées par les acteurs collectifs du milieu hospitalier pour assurer un environnement sanitaire sain, sans risque d'infection nosocomiale pour le personnel soignant, le personnel paramédical, les malades et l'ensemble des usagers.

2. Quelques dispositions institutionnelles de gestion des questions d'hygiène et d'insalubrité en contexte camerounais

2.1. Classification institutionnelle des déchets hospitaliers

L'article 3 du décret camerounais n° 2012/2809/PM rendu publique le 09 octobre 2012 classifie les déchets médicaux et pharmaceutiques en quatre (04) catégories.

- les déchets de catégorie 1 sont :
  - les déchets potentiellement infectieux du fait qu'ils contiennent des micro-organismes viables ou des toxines susceptibles de causer des maladies chez l'homme ou chez d'autres organismes vivants (déchets pathogènes), ainsi que les organes et tissus humains ou animaux non identifiables ;
  - le matériel piquant ou tranchant destiné à l'abandon, qu'il ait été ou non en contact avec un produit biologique ;
  - les produits et dérivés sanguins à usage thérapeutique incomplètement utilisés, avariés ou périmés.
  - Les déchets de catégorie 2 sont :
  - les médicaments et produits chimiques et biologiques non utilisés, avariés ou périmés et contenants (flacons, boites) ;

- les déchets génotoxiques qui renferment des substances susceptibles de causer des dommages à l'ADN, ceux contenant des médicaments cytostatiques (souvent utilisés dans le traitement de cancers), ou des substances chimiques génotoxiques ;
- les déchets à forte teneur en métaux lourds : piles, thermomètres cassés, tensiomètres et assimilés ;

- les déchets de catégorie 3 sont les organes et tissus humains ou d'animaux aisément identifiables par un profane ;
- les déchets de catégorie 4 sont les déchets assimilés aux déchets ménagers.

2.2. Lois et documents stratégiques de gestion des questions d'hygiène et d'insalubrité en contexte camerounais

Pour faire face aux questions d'hygiène, de contrôle et de gestion des déchets, les autorités sanitaires, en collaboration avec bien d'autres acteurs institutionnels, ont élaboré des lois et des documents stratégiques.

En 1989, la loi no 89/027 du 29 décembre portait sur les déchets toxiques et dangereux ; elle prenait en compte les déchets hospitaliers.

La loi n° 96/03 du 04 janvier 1996, portant loi cadre dans le domaine de la santé et la loi n° 96/12 du 05 août 1996 portant loi cadre relative à la gestion de l'environnement, ont pris aussi en compte les préoccupations de contrôle et de gestion des questions de déchets produits par les espaces hospitaliers.

La loi n° 98/015 du 14 juillet 1998 classe les espaces hospitaliers parmi les établissements dangereux, insalubres et incommodes.

La stratégie nationale sur la sécurité des injections et la gestion du matériel d'injection (2002) a, elle aussi, mis un accent particulier sur la collecte et la destruction du matériel d'injection utilisé. Dans ce document, peuvent être retenus, les énoncés suivants :

- « *Les seringues et aiguilles utilisées devront être immédiatement jetées ensemble dans des réceptacles appropriés, notamment les boites de sécurité* » (Enoncé n° 5) ;
- « *en aucun cas, le matériel d'injection ne devrait être jeté dans les poubelles ou décharges publiques* » (Enoncé n° 6) ;

- « *la méthode de destruction du matériel d'injection utilisé est l'incinérateur à haute température et l'enfouissement des résidus de la combustion dans une fosse* » (Enoncé n° 7).

A côté de ces énoncés stratégiques, il est important de retenir aussi le texte du Ministère de la Santé Publique n° 2004/320 du 08 décembre 2004 qui accorde un intérêt à l'assainissement, la surveillance sanitaire des collectivités, la promotion de la salubrité de l'environnement, la normalisation des critères de pollution et la réglementation de certains déversements en collaboration avec les organismes concernés.

Dans la suite de ces dispositions institutionnelles, il convient de citer aussi la Décision no 0178/D/MSP/SESP/SG/DPS/SDHA/SHM/BPHE du 24 avril 2006. Cette Décision institue la création d'une Unité d'Hygiène Hospitalière (UHH) dans les formations sanitaires publiques, notamment les Hôpitaux Généraux, les Hôpitaux Centraux, Régionaux et de District. Ces unités, animées par des Techniciens du Génie Sanitaire, sont placées sous l'autorité du responsable de la formation sanitaire concernée et sont chargées de la mise en œuvre des mesures de prévention et de lutte contre les infections nosocomiales et de la promotion de la salubrité environnementale au sein des formations sanitaires. Ces acteurs ont donc un rôle important à jouer et doivent contribuer à la conception des plans d'action d'hygiène, à l'éducation pour le changement des comportements en matière d'hygiène et du suivi de la gestion des déchets en milieu hospitalier.

Le texte le plus récent est celui n° 2012/ 2809 du 26 septembre 2012 fixant les conditions de tri, de collecte, de stockage, de transport, de récupération, de recyclage, de traitement et d'élimination finale des déchets. A côté de ces dispositions institutionnelles, il faut se souvenir que du 14 au 18 mars 2011, cinq hôpitaux (HCY, CHU, CHE CNPS, HGOPY, HGY) de Yaoundé ont bénéficié, à Yaoundé, de l'expérience d'une mission de formation en hygiène menée par l'équipe d'hygiène hospitalière du CHU de Montpellier. Dans le domaine de l'hygiène, plusieurs autres missions avaient déjà été menées au Cameroun depuis 2004 par des équipes soignantes du CHU de Montpellier (aide-soignante, infirmières ou cadres de santé). Globalement, ces importantes missions répondaient aux objectifs de former les acteurs de l'hygiène hospitalière pour que chacun puisse élaborer et mettre en œuvre un programme de maîtrise des infections associées aux soins dans son établissement de santé ; aider au lancement du programme African Partnership for Patient Safety (APPS) de l'Organisation Mondiale de la Santé ; sensibiliser les professionnels des hôpitaux de Yaoundé aux bonnes pratiques d'hygiène et aider à la mise en place de procédures standardisées pour l'entretien de l'environnement. Par ailleurs, des médecins de l'Hôpital Central de Yaoundé ont affirmé avoir déjà bénéficié d'une formation en hygiène à Genève. L'HCY est partenaire des Hôpitaux Universitaires de Genève dans le cadre de ce programme visant à protéger les patients des complications évitables associées aux soins.

Si ces dispositions institutionnelles ou juridiques montrent globalement que les questions de déchets, d'hygiène ou de salubrité en milieu hospitalier préoccupent les autorités camerounaises, il convient de souligner qu'elles n'ont pourtant pas garanti jusqu'ici, une gestion efficace ou certaine des déchets hospitaliers en milieu hospitalier camerounais. Les pratiques de propreté individuelle ou collective et les mécanismes de contrôle des ordures sanitaires suscitent encore de multiples interrogations. Peu d'établissements hospitaliers disposent effectivement des équipements adéquats susceptibles de garantir la propreté, l'hygiène et un environnement sanitaire sans ordures dangereuses. De plus, les acteurs individuels et collectifs, en milieu hospitalier, présentent des attitudes et des comportements très diversifiés vis-à-vis des questions d'hygiène, de déchets ou de propreté.

3. Etat des lieux et réalités des problèmes d'hygiène et de déchets dans les hôpitaux de Yaoundé

Les espaces hospitaliers comptent prioritairement parmi les entreprises qui produisent les ordures et les déchets dangereux pour la santé des acteurs qui y sont présents et pour l'environnement physique. Au Cameroun, faute de mettre efficacement en pratique les dispositions institutionnelles, les hôpitaux font face au quotidien à ce défi de propreté et de gestion des ordures qu'ils produisent. Pour le sociologue, une observation directe suffit pour constater et mettre en évidence les problèmes d'hygiène ou de gestion inadéquate des déchets au sein des institutions hospitalières camerounaises. Au sein de nombre de formations sanitaires, le regard sociologique fait constater l'absence des poubelles ou des poubelles «*mal rangées* », des locaux «*mal nettoyés* », des déchets d'activités de soins non collectés ou encore l'entassement des malades dans des lieux exigües avec des pratiques d'hygiène indésirables. Cette partie de l'analyse passe en revue la réalité des problèmes d'hygiène et de déchets dans quelques hôpitaux de Yaoundé ainsi que leurs facteurs explications.

3.1. Face aux «déchets dangereux » : des incinérateurs inexistants ou peu fonctionnels

Cette recherche qui s'est intéressée essentiellement à l'observation de quelques hôpitaux de Yaoundé (HGOPY, l'HGY, l'HCY, CHU...) révèle les dysfonctionnements notoires. Certes, ces établissements hospitaliers intègrent désormais des méthodes modernes dans le but de rendre davantage rigoureuse la gestion des questions de propreté ou de gestion des déchets mais les réalités de terrain laissent observer plusieurs obstacles. Par exemple, ils ont des incinérateurs qui ont cependant une faible capacité et fonctionnent à temps partiel à cause des pannes régulières. Les déchets issus des services de laboratoire, de chirurgie, de la maternité ou de la pédiatrie y sont en principe acheminés pour incinération. Cette volonté manifeste des acteurs ne s'accompagne pas toujours des pratiques réelles. Au moment de nos enquêtes de terrain à l'Hôpital Général, l'incinérateur était régulièrement en panne. L'Hôpital Gynéco-Obstétrique et Pédiatrique avait un incinérateur de très faible capacité par rapport à la production journalière de «déchets dangereux ». L'ancien directeur de cet hôpital, à savoir le Pr. Anderson soulignait par exemple, il y a quelques années, que « *notre incinérateur a une faible capacité et ne peut être en marche plus de cinq heures par jour, au risque de créer une panne qui nécessitera de faire venir des techniciens de l'étranger...* »[4]. Cette faible capacité de l'incinérateur de l'HGOPY avait justifié l'incident vécu en novembre 2009 par les populations de Nkometou, une zone périphérique de Yaoundé qui avait vu déversé sur son territoire des déchets hospitaliers non triés de près de deux tonnes comportant seringues, gangs, poches de perfusion, reste d'organes humains, etc. Au CHU où l'incinérateur est aussi régulièrement en panne, les acteurs développent des stratégies de contournement. Ils travaillent comme ils peuvent avec des pratiques d'hygiène qui intègrent le brûlis des déchets à l'air libre, l'enfouissement dans des fosses peu appropriées, la canalisation des déchets liquides vers des fosses septiques dont les contenus ne sont pas

---

[4] Enquête de terrain, mai 2010.

toujours neutralisés avec la vidange. Les déchets hospitaliers sont visibles dans les bacs dans l'enceinte de l'hôpital ou aux alentours. Pourtant, dans ces différents hôpitaux, des unités d'hygiène existent. Seulement, elles sont peu fonctionnelles dans la majorité des cas. Les agents et les techniciens d'entretien n'ont pas toujours à leur disposition les moyens et les ressources de travail appropriés.

3.2. Des chambres d'hospitalisation communes «exigües et malpropres »

Dans les grands hôpitaux de Yaoundé, les malades moins nantis occupent généralement les chambres communes. Ces espaces qui intègrent très souvent 5 à 10 malades se caractérisent par un réel entassement. Il est connu et admis qu'en contexte africain la maladie d'un individu, loin d'être un «*fait isolé* » ou « *individuel* », est un «*fait collectif* » ; elle concerne aussi son réseau relationnel ou de support c'est-à-dire, ses parents, cousines, tantes, amis, collègues, voisins, voire sa communauté (Djouda Feudjio, 2011). Ces membres du réseau relationnel du malade, bien que l'hôpital applique des mesures contraignantes des heures de visite limitées, trouvent toujours une stratégie pour assister physiquement leur membre malade. Ils se retrouvent régulièrement dans les salles d'hospitalisation et passent, pour certaines, des nuits sur des nattes ou sur des bancs, à côté du lit de leur malade. Certains trouvent même un moyen de dormir avec le malade sur son lit d'hôpital, à l'insu ou avec la complicité des infirmiers de garde. Cette sollicitation collective ou communautaire de l'espace hospitalier crée une sorte d'entassement et de désordre qui s'accompagnent des pratiques d'hygiène peu orthodoxes (rejet des eaux usées dans la cour de l'hôpital, rejet des déchets dans les salles d'hospitalisation…). Ces usagers, par souci de sauvegarder la solidarité familiale ou mécanique, intègrent les locaux d'hospitalisation «*mal adaptés* » aux conditions d'environnement sain, «*mal ventilés* » et sans mesures d'hygiène réelles. Ils provoquent un encombrement de salles qui pose des problèmes d'hygiène dus à la proximité de nombreux malades et à la difficulté de gérer les flux et de maintenir les locaux propres.

3.3. Les eaux usées

Les déchets liquides sont aussi le lot quotidien des hôpitaux de Yaoundé. Comme le souligne cet agent d'entretien de l'HCY, « *ces eaux usées proviennent parfois des morgues, des activités de soins, des fosses septiques. Beaucoup de fosses sous-dimensionnées sont très souvent remplies et quand le service de vidange n'arrive pas à temps, ces eaux débordent et circulent partout* ». Au sein de ces hôpitaux, les canalisations (en plein air) prévues pour l'évacuation des eaux usées ne sont pas régulièrement aménagées ou débouchées. Les égouts sont ainsi «*mal gérés* » et dégagent des odeurs nauséabondes ou malsaines. Les services de vidange n'interviennent que lorsque la situation devient insupportable. Drainées dans des fosses septiques souvent remplies, les eaux usées débordent et se déversent dans l'environnement immédiat. Ce constat a été observé dans l'environnement de proximité de l'HCY où, suites aux grandes pluies, les égouts de l'hôpital débordent, sont lessivées ou drainées avec d'autres déchets solides et dangereux (seringues, poches de perfusion…) vers les zones habitées.

3.4. Un manque d'eau nécessaire aux mesures d'hygiène

Le manque d'eau est une réalité dans les formations sanitaires de Yaoundé. Même dans les hôpitaux dits de référence, les acteurs de soins doivent au quotidien faire face à cette pénurie. Pourtant, l'enjeu majeur des questions de propreté et d'hygiène exige de tous les acteurs de cet espace une utilisation abondante et permanente de la ressource en eau. En effet, entre deux actes de soins, le personnel de santé est tenu de nettoyer les mains et certains de ses instruments afin de garantir une dimension saine des soins. Les patients et les usagers quant à eux, ont besoin de cette ressource pour leur lessive, leur vaisselle, leur repas ou leur prise de médicaments. Ce manque d'eau affecte les questions de propreté et d'hygiène et laisse constater des pratiques déviantes : les salles d'hospitalisation passent des jours voire une semaine sans être lavées ; les malades et leurs proches utilisent les toilettes comme ils peuvent, sans utilisation appropriée de l'eau. Il est inutile ici d'évoquer les odeurs nauséabondes qui caractérisent les salles d'hospitalisation ou de décrire les réalités liées à l'entretien défectueux des toilettes.

3.5. En somme, une difficile question des équipements

Les hôpitaux visités à Yaoundé ne sont pas toujours fournis en matière d'équipements relatifs à l'assainissement de l'environnement ou à la gestion quotidienne des déchets. En matière de collecte et de stockage des ordures, il s'observe la présence de poubelles très variées et non catégorisées, en nombre insuffisant (selon les acteurs) et le plus souvent pas très appropriés pour la manutention des déchets infectieux ou piquants. A divers endroits, sont observés des seaux en plastique sans couvercles, des demi-fûts et des cartons inappropriés, etc. De même, l'équipement de protection du personnel à l'exemple des gants, tabliers, lunettes de protection, bottes, casques et masques, n'est pas toujours disponible. L'incident des déchets de l'hôpital gynéco-obstétrique et pédiatrique de Yaoundé retrouvés dans la localité de Nkometou en 2010 a été suffisant pour remettre en surface la question des incinérateurs fonctionnels dans les hôpitaux de référence. A l'Hôpital Central de Yaoundé, après que l'incinérateur soit tombé en panne, les acteurs se sont précipités d'aménager une fosse d'une vingtaine de mètres de profondeur sur la route d'Obala pour y brûler les déchets biomédicaux en attendant la réception d'un incinérateur moderne. Une observation des bacs à ordures placés dans l'environnement hospitalier par la société HYSACAM fait constater qu'ils ne reçoivent plus seulement les déchets appropriés c'est-à-dire ceux de catégorie 4, assimilables aux déchets ménagers mais, y sont retrouvés des glucosés, des seringues usées, etc. Il est connu chez les spécialistes de l'hygiène hospitalière qu'afin que les opérations de désinfection et de nettoyage ne soient pas vectrices de germes, il faut toujours utiliser un matériel en parfait état de propreté. Par exemple, le nettoyage et la désinfection du mobilier du patient doivent être effectués avec une lavette à utilisation unique ; après opération, elle est déposée dans le circuit linge sale ou des déchets (lavette à usage unique). Le balayage humide doit être également effectué avec une gaze jetable ou à utilisation unique. Pour le lavage du sol, quelle que soit la technique choisie, le textile de lavage est à utilisation unique et changé à chaque chambre. Il est indispensable d'utiliser des produits détergents et désinfectants (désinfectant hydro-alcoolique, eau de javel…), offrant une garantie constante d'efficacité. De la part des agents d'entretien, il doit avoir une bonne utilisation des produits, avec un respect des dilutions, des conditions d'utilisation, des dates de péremption.

Ces principes d'hygiène en réalité sont loin des pratiques de propreté observées chez les agents d'entretien des hôpitaux visités à Yaoundé. Le matériel de nettoyage, lorsqu'il n'est insuffisant, est très précaire et usé. Les agents utilisent les mêmes lavettes ou balais pour toutes les chambres (chambres d'hospitalisation, couloirs, salles de consultation et bureaux...). L'eau de javel et autres désinfectants sont utilisés avec parcimonie, sans doute parce que l'agent d'entretien lui-même maitrise très peu les risques d'infection encourus. Les machines à nettoyer les sols (version Spray ou version eau, les aspirateurs…) ne sont pas toujours une réalité dans les pratiques d'hygiène. Lorsque le malade quitte une salle d'hospitalisation, soit parce qu'il est guéri, soit parce qu'il est décédé, il est demandé dans les normes d'hygiène de nettoyer et de désinfecter cette pièce. Cette exigence est loin de la réalité observée dans les hôpitaux visités. Qu'on se retrouve à l'HCY, au CHU, à l'HGY ou à l'HGOPY, le constat est le même, à savoir que ce sont les malades eux-mêmes qui luttent désormais pour nettoyer au quotidien leur chambre commune. A défaut, ils devront passer des jours voire toute une semaine sans recevoir la visite de l'agent d'entretien. Si celui-ci doit le faire chaque jour comme c'est le cas dans les chambres VIP, les malades des chambres communes devront trouver un moyen d'augmenter sa motivation.

Dans les toilettes (WC), parce que les papiers hygiéniques sont inexistants, chaque malade ou visiteur y va avec son propre mode d'essuyeuse. C'est ainsi que s'y retrouvent des feuilles de papiers, des mouchoirs jetables, des morceaux de tissu et même des feuilles d'herbe. Les malades et usagers, toutes catégories, utilisent les WC modernes qui manquent régulièrement d'eau et dont les mécanismes de la chasse d'eau ne fonctionnent pas toujours. Ils y défèquent ou y urinent sans se préoccuper de la propreté ou de l'évacuation des déchets. Dans la nuit, certaines se permettent simplement de déposer leurs besoins fécaux dans l'environnement immédiat des toilettes. Globalement, cette question des équipements n'est pas propre aux hôpitaux camerounais. Au Nigeria, d'après des études visitées, les acteurs de soins eux-mêmes admettent que leur mauvaise adhésion aux recommandations de bonnes pratiques et aux protocoles préventifs résulte avant tout du manque de matériel. Masques, gants à usage unique et de taille adaptée, lunettes et tabliers de protection, containers à aiguilles, points d'eau courante pour le lavage des mains, les chasses eau dans les toilettes, les solutions ou gels hydro-alcooliques pour la désinfection des mains, etc. font trop souvent défaut (Rebaudet et *al*. (2007 : 296). En réalité, les pratiques de propreté déviantes observées dans les hôpitaux de Yaoundé sont multiples et ne peuvent être décrites de manière exhaustive. Il n'est par exemple pas nécessaire ici d'évoquer les questions liées à l'absence de nettoyage ou de désinfection des poignées des portes ou des objets (tables à repas, bancs…) utilisés par les malades/visiteurs.

4. Pratiques de propreté ou d'hygiène et socio-culture des acteurs à l'hôpital

Les pratiques de propreté ou d'hygiène en milieu hospitalier sont influencées par la socio-culture des acteurs, c'est-à-dire leurs croyances, leurs imaginaires, les représentations sociales, etc. Les hôpitaux de Yaoundé reçoivent au quotidien des acteurs ayant des origines socio-culturelles plurielles et divergentes. Sur le plan social, l'hôpital est le reflet du Cameroun qui compte une grande diversité culturelle et une pluralité ethnique. S'y retrouvent à la fois Béti, Eton, Ewondo, Bamiléké, Bassa, Haoussa, Toupouri, Mbororo… Ces acteurs pluriels y arrivent soit comme personnels de santé, soit comme patients ou usagers. Ils y arrivent aussi en gardant leur socio-culture et leurs pratiques d'hygiène ou de propreté qui, dans la réalité ne sont pas toujours celles exigées ou voulues au sein de l'institution hospitalière. Chez le personnel de santé, socialement hétérogène, des comportements susceptibles de mettre en danger les patients ou les soignants eux-mêmes sont observés. A titre indicatif, peuvent être cités : le non-lavage des mains entre deux patients ; le mélange des matériels propres et sales durant les soins ; le pipetage, dans certains cas, du liquide biologique ; la non-utilisation systématique des gants même lorsqu'ils existent ; le retour à la maison avec la blouse de travail ; l'administration des soins en tenue de ville ; la consommation des aliments dans les lieux de soins (laboratoire par exemple) sans mesures d'hygiène adéquates.

Par ailleurs, il s'observe que le personnel de santé ne s'intéresse pas toujours aux problèmes d'hygiène qui, pour lui, sont du ressort des paramédicaux. Le personnel médical est peu motivé et la lutte pour l'hygiène n'est pas collective, participative ou commune. L'administration elle-même semble ne pas toujours percevoir l'importance de l'hygiène comme une priorité pour l'avenir de l'établissement, voilà sans doute pourquoi, elle y consacre généralement peu de ressources. Le personnel d'appui ou paramédical qui s'occupe de ces questions d'hygiène ou de déchet est d'ailleurs assimilé, comme son non l'indique, à un personnel périphérique, sans autorité ou marge de manœuvre réelle. Il travaille comme il peut, avec les moyens qu'il trouve. Pourtant, de la qualité de l'encadrement de ce personnel dépend la qualité de l'hygiène et des soins en milieu hospitalier. Chez le personnel de santé, certaines mauvaises pratiques peuvent aussi s'expliquer par un manque de compétence ou de formation soutenue. D'après certaines études, les AES [5] impliquent surtout les agents les moins expérimentés ; même si les médecins ne semblent pas toujours être plus observants que les infirmiers (Tarantola et *al.* ; Aisien et Shobowale, cités par Rebaudet et *al.* (2007). Les auteurs soulignent des « *négligences universelles* » retrouvées chez la plupart des soignants. Il s'agit par exemple de : recapuchonnage des aiguilles, manipulation d'aiguilles contaminées, réutilisation des aiguilles, non-lavage des mains, non-utilisation du matériel de protection en salle d'accouchement, et notamment des gants, jugés inutiles, inconfortables ou secondaires en contexte d'urgence, mauvaise gestion des déchets (Sagoe-moses et *al.* ; Ansa et *al.* ; Sadoh We et *al.* Cités par Rebaudet et *al.* (2007 :297).

Du côté des malades ou de leurs proches/usagers, des comportements à risque sont aussi observés. Ils utilisent comme ils peuvent les douches, les lavabos et les poubelles. Pour les douches, qui sont désormais modernes, l'utilisation appropriée (chasse eau) n'est pas la chose la mieux partagée. Pour ceux qui n'ont pas choisi de faire leurs besoins à même le sol dans les douches ou dans la nature, ils ne savent pas toujours chasser les excréments laissés dans le pot. Dans leur environnement social ou familial, ils n'avaient certainement pas la culture de ces pratiques d'hygiène manifestement complexes. Même le reflexe des poubelles est un comportement à intérioriser. Les malades dépourvus font eux-mêmes leur ménage ou se font aider par leurs proches, ceci, à travers des pratiques de propreté inadaptées, qui les exposent à des risques d'infection réels. Ils font par exemple le lavage des sols à sec, sans eau de javel, sans gants, parfois avec des instruments inappropriés. Les visites effectuées dans les salles d'hospitalisation font constater aussi un entreposage des ustensiles de cuisine, des assiettes, de la nourriture ou de l'eau à boire sous les lits des malades. Les gardes malades sèchent régulièrement leurs vêtements ou ceux du malade par terre sur les herbes ou sur les gazons faute d'espaces de séchage suffisants ou appropriés. Des observations de terrain, il est significatif de noter que les croyances et les représentations sociales des patients

[5] Infections liées aux accidents d'exposition au sang.

ou des usagers influencent leurs pratiques ou leurs comportements en milieu hospitalier. Pendant les enquêtes de terrain, nous avons constaté que les déchets qui font partie du corps humain (pieds amputé, main, placenta, etc.) sont, dans la plupart des cas, récupérés par les proches du malade. Dans les services dentaires, il a été observé que les dentistes remettent systématiquement les dents arrachées aux malades. Dans les services de la maternité, nous avons constaté que l'accouchée et sa famille exigent régulièrement le placenta du nouveau-né. Madame T. rencontrée à l'HGOPY souligne par exemple :

> « *Je suis originaire de l'Ouest Cameroun et dans ma région, il est de coutume de rentrer de l'hôpital avec le placenta de son enfant afin de l'enterrer dans le champ de la concession à l'insu des regards malfaisants ou malintentionnés pouvant faire du mal à l'enfant* ».

Cette pratique est très récurrente dans les hôpitaux de Yaoundé et a été confirmée par les sages-femmes. Cette gestion familiale des déchets d'accouchement est confirmée par Mme A. de l'Hôpital Central qui précise : « *dans le service néonatal où les femmes accouchent, les placentas sont remis à la mère après accouchement pour que cette dernière puisse aller enterrer à sa guise ceci dans le but d'éviter que les personnes malfaisantes fassent du mal à son enfant* ». Dans un contexte camerounais où la sorcellerie est devenue une réalité ambiante et quotidienne, une « *chimère dangereuse* » (Geschiere, 1995 ; Hebga Meinrad, 1979 ; 1982), les acteurs sociaux restent accrochés à leurs imaginaires sociaux ou aux pratiques pouvant leur permettre d'échapper aux actions maléfiques. Ces stratégies de contournement développées par les malades et leurs proches entrent pourtant en contradiction avec les normes d'hygiène et de gestion des déchets hospitaliers. Les déchets anatomiques sont infectieux et constituent un danger pour les acteurs. Dans la réalité, certains acteurs récupèrent les parties du corps amputées ou les placentas mais, faute d'avoir un espace privé (champ) en ville, les jettent dans les bacs à ordures ou dans les herbes non loin de l'hôpital. Voilà pourquoi le médecin de l'HGOPY souligne que « *vous trouvez des placentas jetés dans les endroits non indiqués mais cela est dû à la négligence de certaines personnes qui les jettent à la poubelle* ».

5. Incidences et risques liés aux pratiques d'hygiène inappropriées en milieu hospitalier : l'exemple des infections nosocomiales

5.1. Acteurs exposés aux risques liés à l'environnement hospitalier

D'après le manuel de gestion des déchets hospitaliers publié en 2011 par le CICR (2011 :16), les groupes de personnes potentiellement exposées aux risques d'infections nosocomiales sont les suivants :

- à l'intérieur de l'hôpital : personnel de soins (médecins, personnel infirmier, auxiliaires de sante), brancardiers, personnel scientifique, technique et logistique (nettoyeurs, personnel de la buanderie, responsables des déchets, transporteurs, personnel de la maintenance, pharmaciens, laborantins, patients, familles et visiteurs).
- à l'extérieur de l'hôpital : personnel du transport externe, personnel des infrastructures de traitement ou d'élimination, population générale (entre autres les adultes ou les enfants qui récupèrent des objets trouvés autour de l'hôpital ou dans les décharges non contrôlées).

De cette classification faite par le CICR, il apparait que toutes les personnes en contact avec des déchets médicaux dangereux sont potentiellement exposées aux différents risques qu'ils représentent.

5.2. Incidences et risques d'infections nosocomiales

De manière générale, une classification des incidences liées aux pratiques d'hygiène inadéquates dans les hôpitaux de Yaoundé peut distinguer les plusieurs incidences sanitaires dont les infections nosocomiales. Selon les modélisations statistiques de l'Organisation mondiale de la santé, environ 10 000 personnels de santé auraient contracté une infection nosocomiale par le VHB et 1 500 par le VHC sur plus de 1,5 millions de soignants que compte le continent africain (Rebaudet et *al*. (2007 : 294). En réalité, les épidémiologistes attestent que de nombreux agents pathogènes sont transmissibles des malades vers les soignants : varicelle, rougeole, grippe, rubéole, oreillons, coqueluche, parvovirus, adénovirose, diphtérie, mycoplasmose. Dans un contexte où les pratiques d'hygiène ne sont pas scrupuleusement observées, toutes les catégories d'acteurs présentes à l'hôpital courent le risque d'une infection nosocomiale. Comme le soulignaient déjà Simon et *al.* (2007), à propos des infections transmises par les mains sales :

> « *Les mains des soignants en Afrique intertropicale, comme ailleurs dans le monde, sont de grandes pourvoyeuses d'infections nosocomiales pour les malades, mais aussi pour eux-mêmes et* leurs *proches qu'ils exposent ainsi aux maladies diarrhéiques et aux hépatites virales à transmission féco-orale* ».

Rebaudet et *al.* (2007 :292) dressent un tableau fort intéressant sur les principaux agents infectieux dont la transmission nosocomiale à des agents de santé au cours de leur exercice a été démontrée. Ce tableau est repris ici pour étayer davantage les risques encourus par les soignants dans un contexte où le respect des pratiques d'hygiène n'est pas la règle.

Tableau : Principaux agents infectieux dont la transmission nosocomiale à des agents de santé au cours de leur exercice a été démontrée

	Transmission parentérale (AES)	**Manuportée**	**Aérienne**
Virus	VIH, Hépatite B et C, Hépatite Delta, Fièvres Hémorragiques Virales (FHV), Fièvre Jaune (FJ)	Fièvres Hémorragiques Virales (FHV), Hépatite A, E, Herpès cutané	Grippe saisonnière, varicelle, rougeole, rubéole, oreillons, adénovirus
Bactéries	Syphilis, rickettsioses, mycobactérioses, pyogènes…	Anthrax salmonella, shigella, choléra	Tuberculose, peste, coqueluche, diphtérie, anthrax
Parasites	Paludisme, toxoplasmose, leishmaniose, trypanosomiase	Cryptosporidiose, amibiase, giardiase	
Levures	Cryptococcus, blastomyces, sporotrichum		

Source : D'après Rebaudet et *al.* (2007 :292)

Les faits montrent donc que les infections nosocomiales constituent une réalité chez l'ensemble des catégories d'acteurs qui visitent l'espace hospitalier. Lorsque les mesures d'hygiène ne sont pas respectées, toutes les catégories de personnels de santé peuvent être atteintes, du médecin à l'agent de santé communautaire, du praticien hospitalo-universitaire au personnel du dispensaire de district/centre de santé, du malade au garde malade. Mais, dans la réalité, il apparait que les professionnels les plus exposés sont les chirurgiens et les gynécologues (victimes de coupures ou de projections), les infirmiers (victimes de piqûres lors de la pose de cathéter ou d'injections), les personnels de laboratoire, mais aussi les agents d'entretien et de traitement des déchets hospitaliers. Parlant des infections issues d'un contact avec du sang ou un liquide contenant du sang, lors d'une blessure transcutanée par piqûre avec une aiguille ou par coupure avec un objet tranchant, ou lors d'un contact avec une muqueuse, une peau non intacte ou une plaie, il convient de retenir qu'une analyse de l'OMS, en 2005, l'évaluait à 2,1 AES/personnel de santé/an pour l'ensemble du continent africain, contre 0,64 pour l'Europe de l'Ouest et 0,18 pour l'Amérique du Nord. Une étude conduite dans des hôpitaux d'Afrique de l'Ouest estimait cette incidence à environ 1,8/chirurgien/an, 0,6/infirmier/an et 0,3/médecin/an, etc. (Rebaudet et al. 2007 :292).

Les incidences sanitaires des ordures hospitalières ou des mauvaises pratiques d'hygiène sont plurielles. Les déchets produits à l'occasion des soins par les différents acteurs constituent un véritable réservoir de micro-organismes dangereux et susceptibles d'infecter toute personne dont le comportement s'écarte de normes d'hygiène ou de propreté. Ce risque sanitaire concerne pourtant l'ensemble de la population. Le personnel médical qui n'observe pas les pratiques de propreté appropriées peut, à tout moment, chopper une maladie qui compromet sa santé. Pour les épidémiologistes de l'OMS, environ 5% des infections à VIH des personnels de santé africains seraient d'origine professionnelle et l'Afrique compterait plusieurs centaines de personnels de santé contaminés par le VIH à l'occasion de leur activité professionnelle (Rebaudet et al. (2007 :293). Ces contaminations sont dues à des injections peu hygiéniques ou à des piqûres accidentelles, ce qui est une conséquence réelle d'une mauvaise gestion des pratiques d'hygiène ou des déchets de soins médicaux. Les agents d'entretien ou paramédicaux qui travaillent avec un équipement peu fiable et qui doivent procéder au quotidien à la collecte, au tri, au transport ou à l'incinération des déchets courent, de manière permanente, le risque d'infection nosocomiale. Les malades eux-mêmes, dans un environnement « inhospitalier », peuvent à tout moment, soit augmenter la gravité de leur état, soit chopper une nouvelle infection due aux difficiles conditions d'hygiène. Au quotidien, pour les questions de survie, des chefs de ménage fouillent désormais les poubelles pour les objets de récupération ou pour le reste de nourriture pouvant leur permettre de nourrir leur petit élevage (porc, volaille, chien, etc.). Ces débrouillards qui visitent aussi les bacs hospitaliers courent un risque d'infection réel.

Dans les zones de décharge, il apparait que les populations riveraines, faute de connaissances sur les risques, y trouvent l'intérêt d'un fumier et d'un sol propices aux cultures vivrières. Elles ne savent pas que, le mercure et autres substances sont susceptibles de leur créer à long terme des cancers inguérissables. Globalement, comme il a été montré plus haut, des objets souillés, les acteurs sont exposés à des maladies telles que le VIH/Sida, les hépatites A, B, C, le tétanos, la fièvre typhoïde, le choléra…Le Comité International de la Croix-Rouge (2011 :17) dans le *Manuel de gestion des déchets médicaux* repartit globalement les risques pour la santé liés aux déchets médicaux dangereux en cinq catégories : risque traumatique (concernant la catégorie de déchets 1) ; risque infectieux (concernant les catégories de déchets 1 et 2) ; risque chimique (concernant les catégories de déchets 3 et 4) ; risque d'incendie ou d'explosion (concernant les catégories de déchets 3 et 4) ; risque radioactif (concernant la catégorie de déchets 5). A côté de ces risques s'ajoute celui de pollution et de contamination de l'environnement.

Conclusion

Les hôpitaux de Yaoundé, comme l'ensemble des hôpitaux du Cameroun, connaissent manifestement d'importants problèmes d'hygiène ou de propreté. Ceux-ci concernent non seulement l'hôpital en tant qu'espace de soins mais surtout l'ensemble des catégories d'acteurs qui s'y trouvent ou qui s'y rendent. Les observations et les analyses de terrain montrent que dans les formations sanitaires, les acteurs de soins ne développent pas les mêmes attitudes, comportements ou pratiques susceptibles de les épargner des risques d'infections nosocomiales ou de promouvoir un environnement sanitaire sain et salubre. Sur le plan institutionnel, les pratiques de gestion quotidienne des ordures sont diverses, contradictoires et s'éloignent des normes prévues par la réglementation ou par la Loi-cadre. Malgré l'existence des dispositions institutionnelles (lois, normes et règles) générales de gestion des déchets hospitaliers, les questions d'hygiène et de propreté demeurent et se posent davantage avec acuité dans les structures de soins. Les équipements, les moyens matériels et humains ne sont pas une garantie, ce qui crée une sorte de confusion et d'anarchie dans la gestion des questions de propreté. La problématique des déchets ou de l'hygiène constitue pourtant une dimension essentielle du fonctionnement des structures de santé. Elle est une priorité qui nécessite un engagement collectif et participatif chez tous les acteurs producteurs des soins. La propreté ou l'hygiène méritent, en réalité, d'être considérées comme valeurs cardinales d'un hôpital. Seules ces valeurs peuvent d'emblée prévenir et protéger le personnel de santé, le personnel paramédical, les patients et les usagers des infections hospitalières, très récurrentes. Sachant que l'hôpital regroupe généralement en son sein des malades atteints d'infections très souvent graves et contagieuses, sans pratiques d'hygiène fiables, il y a un risque important de contracter une infection nosocomiale. Inculquer ces valeurs cardinales de propreté dans les mentalités exige de la part des acteurs collectifs (soignants, paramédicaux, soignés, gardes malades…) une prise de conscience qui reconnait et accepte l'hôpital comme lieu à haut risque d'infections, nécessitant un haut niveau de propreté et d'hygiène. Une éducation ou une resocialisation des patients, des familles, des soignants et des paramédicaux leur permettrait de comprendre et d'accepter les pratiques saines comme faisant partie des dimensions importantes garantissant la qualité des soins et des services dans les formations sanitaires. Il est courant d'observer des soignants qui, par crainte, désertent des services jugés à risque (services de tuberculeux, chirurgie...) ou adoptent des attitudes discriminatoires à l'égard des patients souffrant des pathologies contagieuses ou infectieuses. Tout ceci détériore la qualité des soins et exige une volonté politique réelle si les autorités veulent améliorer efficacement le système de santé national.

Références bibliographiques

- Akoto, E., Kouame, A., Lamlenn, Samson, B. (2002). *Se soigner aujourd'hui en Afrique de l'Ouest : pluralisme thérapeutique entre traditions et modernité.* Yaoundé : Institut de Formation et de Recherche Démographiques.
- Caprara, A. (2000). *Transmettre la maladie : Représentations de la contagion chez les Alladian de la Côte d'Ivoire.* Paris : Karthala.
- Comité International de la Croix-Rouge. (2011). *Manuel de gestion des déchets médicaux.* Genève : CIC.
- Djouda, Y. B. (2011). *Dynamiques institutionnelles et accessibilité aux soins contre la tuberculose au Cameroun : Logiques, contraintes et stratégies d'acteurs.* (Thèse de doctorat). Université de Yaoundé I, Cameroun.
- Djouda, Y. B. (2011). *Réseaux relationnels et processus de soutien aux malades de la tuberculose.* Paris : L'Harmattan.
- Dujardin, B. (2003). *Politiques de santé et attentes des patients.* Paris : Karthala.
- Ela, J. M. (1985). *Ma foi d'Africain.* Paris : Karthala.
- Fassin, D. (2000). *Les enjeux politiques de la santé : Etudes sénégalaises, équatoriennes et françaises.* Paris : Karthala.
- Geschiere, P. (1995). *Sorcellerie et politique en Afrique : la viande des autres.* Paris : Karthala.
- Grawitz, M. (2000). *Lexique des sciences sociales.* Paris : Dalloz.
- Grodos, D. (2004). *Le district sanitaire urbain en Afrique subsaharienne : Enjeux, pratiques et politiques.* Paris : Karthala.
- Gruénais, M. E., & Pourtier, R. (2000). *La santé en Afrique : Anciens et nouveaux défis.* Paris : La Documentation française.
- Hebga, M. (1979). *Sorcellerie, Chimère dangereuse.* Côte d'Ivoire : INADES.
- Hebga, M. (1982). *Sorcellerie et prière de délivrance.* Paris : INADES.
- Hours, B. (1986). *L'État sorcier, santé publique et société au Cameroun.* Paris : L'Harmattan.
- Jaffré, Y., & Olivier de Sardan, J. P. (2003*). Une médecine inhospitalière.* Paris : Karthala.
- Lettre d'information du CCLIN Sud-Est, destinée aux Acteurs de la Lutte contre les Infections Nosocomiales et associées aux Soins. (2011). *Alin&as, n°5.* Récupéré sur http://www.cpias-auvergnerhonealpes.fr/Newsletter/2014/04/04.html
- Massé, R., & Benoist, J. (2002). *Convocations thérapeutiques du sacré.* Paris : Karthala.

- Monteillet, N. (2005*). Le pluralisme thérapeutique au Cameroun : crise hospitalière et nouvelles pratiques populaires*. Paris : Karthala.
- Olivier de Sardan, J. P. (2003). *Pourquoi le malade anonyme est-il si « mal traité »*. Paris : Apad-Karthala.
- Rebaudet, P. (2007). Le risque nosocomial en Afrique intertropicale. *Médecine tropicale, 67*(3), 291-300. Récupéré sur http://www.jle.com/fr/MrdSanteTrop/2007/67.3/
- Sales-Wuillemin, É., Morlot, R., Masse, L., & Kohler, C. (2009). La représentation sociale de l'hygiène chez les professionnels de santé : intérêt du recueil par entretien et de l'analyse discursive des opérateurs de liaison issus du modèle des Schèmes cognitifs de Base (SCB). *Les cahiers internationaux de psychologie sociale, 82*(2), 43. doi:10.3917/cips.082.0043
- Simon, F. D., & Chadli, M. (2006). Le risque nosocomial en Afrique intertropicale. *Médecine tropicale*, 91-96.
- Socpa, A., & Djouda, F. Y. (2011). L'hôpital au Cameroun : Lieu de soins ou espace conflictuel ? In Nkoum, B. A. *La santé plurielle : Une perspective pluridisciplinaire.* Paris : L'Harmattan.
- Vidal, L., Abdou, F., Gadou, D., & Dozon, J. P. (2005). *Les professionnels de santé en Afrique de l'Ouest : entre savoirs et pratiques : paludisme, tuberculose et prévention au Sénégal et en Côte d'Ivoire.* Paris : L'Harmattan.
- Weber, M. (1971). *Économie et société.* Paris : Plon.

Évaluation des risques associés à la gestion des déchets hospitaliers dans les établissements sanitaires de référence de la du Nord-Cameroun

Justin NDIE[1] & Blaise Hénock NGUENDO YONGSI[2]

Résumé

Les déchets hospitaliers issus de l'activité de soins, constituent un risque sanitaire certain tant pour le personnel de santé que pour les populations. Dans les formations sanitaires du Cameroun en général et celles de la Région du Nord en particulier, le processus d'élimination des déchets de soins reste inadéquat. De ce fait, le personnel s'expose aux risques sanitaires allant des traumatismes aux infections plus ou moins graves. La présente étude visait à évaluer les risques associés à la gestion des déchets hospitaliers chez les prestataires de soins et agents d'entretien dans les formations sanitaires de la Région du Nord-Cameroun. Il s'agit d'une étude descriptive transversale. Les données sont issues de l'enquête réalisée pendant 02 mois dans 13 structures sanitaires de référence de la Région du Nord. Un recensement de 420 prestataires de soins et de 36 agents d'entretien dans ces structures sanitaires a été réalisé. La collecte des données s'est faite à l'aide de deux questionnaires distincts par catégorie (prestataires de soins et agents d'entretien) évaluant chacun, les risques liés à la manipulation des déchets hospitaliers. Les résultats ont montré que le sex-ratio était de 0,91 (201H/219F) pour les prestataires de soins et de 11 (33H/3F) pour les agents d'entretien. 46,70% de prestataires de soins et 22,20% d'agents d'entretien avaient eu un accident lié à la manipulation des déchets hospitaliers parmi lesquels 11(2,6%) cas chez les prestataires de soins et aucun cas chez les agents d'entretien s'étaient infectés soit au VIH, soit au Virus de l'hépatite B. De ces accidents liés à la manipulation des déchets hospitaliers, seuls 75(17,90%) chez les prestataires de soins et 2(5,60%) chez les agents d'entretien avaient été

[1] *Inf. – Épidémiologiste, Msc-MPH – MINSANTE-CAMEROUN*

[2] *Géographe de Santé – Épidémiologiste, PhD. Enseignant – Chercheur/IFORD-UY II*

notifiés. Le risque d'accident lié aux déchets hospitaliers était 1,5 fois plus élevé chez les prestataires qui n'avaient pas reçu de renforcement des capacités (OR = 1,5 [1,02-2,35] p = 0,04). La sensibilisation et le renforcement des capacités du personnel sur la prévention des accidents et risques liés à la gestion des déchets hospitaliers dans les formations sanitaires s'avèrent indispensables. Ils contribuent de façon significative tout comme la mise en œuvre des mécanismes rigoureux de gestion à la réduction des risques et accidents liés à la gestion des déchets hospitaliers.

Mots-clés : risques associés, déchets hospitaliers, gestion des déchets hospitaliers, établissements sanitaires de référence

Abstract

Hospital wastes generated from activities of care, constitutes a sure health risk for health personnels as well as for the population. In health facilities in Cameroon in general and those of the North Region in particular, the process of elimination of hospital wastes remains inadequate. Due to this, the personnel is exposed to health risk ranging from traumas to more or less infections. This study was aimed at evaluating the risks associated with the management of hospital wasted among care providers and cleaning staff in health facilities in the North Region of Cameroon. It is a cross-sectional study carried out within 2 months in 13 referral health facilities in the North Region. A census of 420 cares providers and 36 cleaning staff in these health facilities was carried out. Data collection was done using two distinct questionnaires by category (care providers and cleaning staff), each evaluating the risks associated with the headling of hospital wastes. The results showed that the sex ratio was 0.91 (201males/219females) for the care providers and 11 (33males/3females) for the cleaning staff. 46.70% of care providers and 22.20% cleaning staff had had an accident related handling of hospital wastes among which 11(2.60%) cases among the care providers and no case among the cleaning staff were infected either with HIV or with the virus of hepatitis B. Of these accidents related to the handling of hospital wastes, only 75(17.90%) among the care providers and 2(5.60%) among the cleaning staff were notified. The risk of accident bound to the hospital wastes was 1,5 times more elevated at the care providers who had not received backing of the capacities (OR = 1,5 [1,02-2,35] p = 0,04). Sensitization and capacity building of the personnel on the prevention of accidents and risks related to the management of hospital wastes in health facilities has proven to be indispensable. It contributes significantly just as the implementation of a rigorous management mechanism, in the reduction of the risks and accidents related to the management of hospital wastes.

Keywords : *associated risks, hospital wastes, management of hospital wastes, referral health facilities*

Introduction

L'élimination inadéquate des déchets hospitaliers par les établissements de santé expose les professionnels, les populations et l'environnement aux risques divers. L'OMS (2005) affirmait qu'une gestion inappropriée des déchets médicaux et pharmaceutiques au niveau des formations hospitalières, accroissait les risques traumatiques, infectieux, toxiques, radioactifs et psycho-émotionnels pour les *professionnels de santé et les usagers des hôpitaux. Environ 15% de déchets liés aux soins de santé sont dangereux et peuvent être infectieux, toxiques ou radioactifs (OMS, 2015). En effet, ces déchets contiennent des microorganismes dangereux susceptibles de contaminer les patients hospitalisés, le personnel de santé et le grand public (Ibid.). Dans le même sens, Girout (1996), cité par Saizonou et al. (2014) remarquait les déchets biomédicaux représentaient 10 à 25 % des déchets hospitaliers et constituaient un grand risque car 80% d'entre eux sont infectieux. De ce point de vue, la mauvaise gestion des déchets d'activités de soins peut être à l'origine de maladies graves (VIH, hépatite B et C...) pour le personnel de santé, le personnel chargé de l'élimination des déchets, les patients et la population générale (OMS, 2005).*

L'OMS (2015) estimait que chaque année, environ 16 milliards d'injections étaient effectuées dans le monde mais toutes les aiguilles et les seringues usagées n'étaient pas correctement éliminées. En 2002, elle faisait déjà remarquer que les injections par les seringues mal éliminées étaient responsables de 21 millions d'hépatite B dont 32% des nouveaux cas, 2 millions d'hépatite C avec 40% des nouveaux cas et 260 000 cas de VIH/SIDA dont 5% des nouveaux cas (OMS, 2005).

De plus, elle estime que plus de 20 millions d'infections à l'hépatite B, C et au VIH ont lieu annuellement à cause de pratiques d'injections douteuses (*Ibid.*). Selon Collins et Kennedy (1999) et Charbotel (2002), cités par Zana Coulibaly et *al.* (2010), environ 2 à 9% de séroconversion à l'hépatite B ou C et au VIH, sont liés aux souillures par le sang et au contact avec les poubelles. Toutefois, le risque le plus important dû aux déchets infectieux reste le risque de piqûre accidentelle avec des aiguilles, qui peut être à l'origine d'une hépatite B, d'une hépatite C ou d'une infection par le VIH (OMS, 2005).

En Afrique, la gestion défectueuse des déchets biomédicaux, l'endémicité de nombreuses maladies transmissibles et les conditions de travail déplorables constituent autant de facteurs de risques de contamination lors des activités professionnelles de soins (Ndiaye et *al.*, 2011). Ainsi, International Conference on Prevention and Infection Control [(ICPIC), 2011], estimait que la prévalence des infections en rapport avec les activités des soins de santé variait entre 10 à 60% dont 14% au Mali, 10,9% au Sénégal et 12% en Côte d'ivoire. Au Maroc, les déchets hospitaliers occupent la troisième position dans les accidents d'exposition au sang derrière les produits comme le sang et le linge souillé (Laraqui et al., 2008). En effet, 80,6 % d'accident sont dus aux déchets hospitaliers notamment aux aiguilles creuses (Ibid.). Pourtant, une gestion convenable de ce type de déchets minimise les risques pour la santé et l'environnement (Billau, 2008).

Au Cameroun, dans les établissements sanitaires en général et particulièrement dans de ceux de la Région du Nord, la gestion des déchets hospitaliers demeure faible. De ce fait, le processus d'élimination des déchets hospitaliers reste un phénomène banal dans les structures sanitaires. Cette situation prédispose assurément le personnel de santé aux accidents d'exposition au sang (AES). Ces AES constituent un risque de transmission des virus de l'hépatite B, de l'hépatite C et du VIH chez les personnels soignants et agents d'entretien exposés (Beghdadli et al., 2009). Aussi, les précautions universelles notamment le port systématique des gants, l'usage correcte des sacs/seaux poubelles, des boîtes de sécurité et le respect des protocoles ne sont pas couramment observées par l'ensemble du personnel. Bien plus, ces accidents liés à l'élimination des déchets hospitaliers sont pour la plupart non déclaré et donc, non notifiés. Par ailleurs, très peu d'études sont menées à l'effet d'évaluer l'ampleur des accidents et risques sanitaires liés à l'élimination des déchets hospitaliers dans les structures sanitaires.

- **Matériels et Méthodes**

Les données utilisées dans cette étude proviennent de l'enquête de terrain que nous avons menée pendant 2 mois dans 13 structures sanitaires de 1ère et de 2ème référence dont l'Hôpital Régional de Garoua et 12 Hôpitaux de District de la Région du Nord-Cameroun. Étaient inclus dans notre étude deux catégories d'individus : les prestataires de soins et les agents d'entretien de ces formations sanitaires ayant consenti de participer à l'étude. La technique d'échantillonnage était l'exhaustivité. Ainsi, 420 prestataires de soins et 36 agents d'entretien ont été recensés. La collecte des données s'est faite à l'aide de deux questionnaires distincts par catégorie évaluant les accidents liés à l'élimination des déchets hospitaliers. L'analyse des données a effectuée à l'aide les logiciels SPSS 22 et Excel. Les variables étudiées étaient l'accident lié à la manipulation des déchets (Variable dépendante), la connaissance des accidents liés aux déchets, le type d'accidents/risque sanitaire, le renforcement des capacités, le tri à la source, usage des boîtes de sécurité, la disponibilité du matériel adéquat de collecte, le respect des protocoles, l'usage des équipements de protection individuelle, la notification des accidents, la prise en charge des accidents et la vaccination (variables explicatives). Le test de khi 2 a permis de mesurer l'association entre les variables au seuil de significativité à 5%. Le V de Cramer variant de 0 à 1 a permis de mesurer la force de l'association. La régression logistique binaire a permis de mesurer l'effet de chacune des variables explicatives (variables ayant préalablement un lien statistique) sur la variable dépendante.

Résultats

- **Profil des prestataires de soins et agents d'entretien**

Concernant le profil des prestataires de soins et agents d'entretien, le sex-ratio était de 0,91 (201H/219F) pour les prestataires de soins et de 11 (33H/3F) pour les agents d'entretien. La tranche d'âge la plus représentée chez les prestataires de soins était celle de 25 à 35 ans (49,50%) avec un âge moyen de 35±8ans ; 40 à 50 ans pour les agents d'entretien (30,60%) avec un âge moyen de 41±10 ans. La plupart des prestataires de soins était des aides-soignants (51%) suivis des infirmiers (27,40%), des techniciens de laboratoire (13,10%) et des médecins (3,30%) ; l'ancienneté variait entre 5 et 10 ans pour les prestataires de soins (35,50%) et plus de 5ans chez agents d'entretien (52,80). La majorité des prestataires de soins avaient fait des études secondaires (80,5%) et 17% d'agents d'entretien n'avaient pas d'études.

- **Connaissances et pratiques des prestataires de soins et agents d'entretien et prévention des risques liés aux déchets hospitaliers**

Concernant les risques/accidents, 90,5% de prestataires de soins et 88,90% d'agents d'entretien ont affirmé qu'ils connaissaient les risques liés à la manipulation des déchets hospitaliers parmi lesquels 192 (50,53%) prestataires de soins et 6(18,75%) agents d'entretien ont cité concomitamment quatre risques (infections au VIH, VHB..., traumatismes/blessures, pollution, nuisance). À propos du respect des protocoles, seulement 14,76% de prestataires de soins et 2,78% d'agents d'entretien ont déclaré qu'ils respectaient les protocoles. 76,67% des prestataires de soins ont affirmé qu'ils collectaient les déchets coupants, piquants et/ou tranchants dans les boîtes de sécurité. Concernant les mesures usuelles de prévention, 55,60% d'agents d'entretien ont déclaré qu'ils utilisaient les équipements de protection individuelle pendant la manipulation des déchets hospitaliers parmi lesquels seulement 11,10% ont affirmé qu'ils l'utilisaient systématiquement. 66% des prestataires de soins et 75% d'agents d'entretien ont affirmé qu'ils n'avaient jamais reçu de renforcements des capacités sur la gestion des déchets hospitaliers. 52,80% d'agents d'entretien ont déclaré qu'ils n'étaient pas supervisés dans les activités de gestion des déchets hospitaliers. S'agissant de la prévention des infections par la vaccination, 78,10% de prestataires de soins et 27,80% d'agents ont affirmé qu'ils étaient vaccinés parmi lesquels 316(76,20%) de prestataires de soins et 100% d'agents d'entretien l'étaient contre le tétanos. De plus, 73 (17,40%) prestataires de soins et 2 (5,60%) d'agents d'entretien étaient vaccinés contre l'hépatite B.

- **Risques associés à la gestion des déchets hospitaliers chez des prestataires de soins et agents d'entretien**

Concernant les accidents/risques sanitaires liés aux déchets hospitaliers, 200(46,70%) de prestataires de soins et 8(22,20%) d'agents d'entretien avaient eu un accident lié à la manipulation des déchets hospitaliers. Les femmes étaient le sexe le plus touché (51%). Les aides-soignants 115(57,50%) étaient la classe professionnelle la plus touchée, suivis des infirmiers 56(28%), des techniciens de laboratoire 20(10%) et des médecins (1,5%). De ces accidents/risques, 97,40% des cas chez les prestataires de soins et 100% des cas chez les agents d'entretien étaient des traumatismes (piqûres, blessures plus ou moins graves). 11(2,6%) des cas chez les prestataires de soins s'étaient infectés soit au VIH, soit au Virus de l'hépatite B parmi lesquels 9(81,80%) cas chez les aides-soignants, 1(9,10%) cas chez les infirmiers et 1(9,10%) cas chez les techniciens de laboratoires. Aucun cas d'infection au VIH ou à l'Hépatite n'avait été rapporté chez les agents d'entretien. Seuls 75(17,90%) des cas d'accident chez les prestataires de soins et 2(5,60%) des cas chez les agents d'entretien avaient été notifiés parmi lesquels 64(15,20%) cas chez les prestataires de soins et 2(5,60%) cas chez les agents d'entretien avaient été pris en charge par leur structure sanitaire.

Les variables telles le non-renforcement des capacités du personnel (OR = 1,5 [1,02-2,35] p = 0,04) ; l'absence de supervision des activités de gestion des déchets hospitaliers (OR = 1,5 [1,00-2,33] p = 0,05) et la non séparation des déchets hospitaliers (OR = 1,6 [1,05-2,39] p = 0,02) étaient significativement associées une augmentation de risque d'accidents liés à la manipulation des déchets hospitaliers. Par ailleurs, les variables liées aux connaissances des enquêtés n'avaient aucun effet sur le risque lié aux déchets hospitaliers.

Discussion

- ***De l'évaluation des risques/accidents associés à la gestion des déchets hospitaliers***

Dans cette étude, près de la moitié des prestataires de soins 200(46,70%) et 8(22,20%) d'agents d'entretien avaient eu un accident lié à la manipulation des déchets hospitaliers. Ces résultats sont inférieurs à ceux de Laraqui et *al.* (2008) au Maroc qui avaient montré que 58,9 % du personnes avaient été victimes d'au moins un accident exposant au sang. De même, ils étaient 1,34 fois inférieurs à ceux de Laraqui et *al.* (2009) qui rapportaient 62,8 % des personnes avaient été victimes d'au moins un accident d'exposition au sang. Par contre, nos résultats étaient 2,5 fois supérieurs à ceux de Salifou (2007) au Bénin qui montraient que les accidents (piqûres/blessures) liés aux déchets hospitaliers était de 18,60%. Cette proportion élevée d'accidents liés aux déchets hospitaliers témoigne le caractère fréquent d'accidents d'exposition au sang dans les formations sanitaires de la Région du Nord. Cette situation s'explique par le fait que les systèmes de gestion des déchets hospitaliers dans les structures sanitaires restent faibles voire non fonctionnels. En effet, Manga (2009) constatait qu'il il n'existait pas de système standard et normalisé de traitement des déchets dans les formations sanitaires au Cameroun. En plus, il précisait que l'évacuation des déchets hospitaliers se faisait sans précaution et, dans la grande majorité des cas au même titre que les déchets urbains (*Ibid.*). Davantage, elle s'explique par une insuffisance de sensibilisation, de renforcement des capacités du personnel et de ressources nécessaires à la gestion des déchets hospitaliers. Or, une gestion adéquate des déchets hospitaliers nécessite une politique d'hygiène appropriée, des moyens humains, matériels et financiers suffisants, du personnel formé et une réglementation adéquate pour pouvoir prévenir, si non réduire, tout risque pour les patients, les professionnels et l'environnement (OMS, 2005).

La classe professionnelle la plus touchée était les aides-soignants (57,50%) suivis des infirmiers (28%) et les agents d'entretien (22,80%). Comparativement à ceux de Ndiaye et *al.* (2011) au Sénégal, nos ces résultats étaient similaires chez les infirmiers qui étaient les plus touchés avec 35,40% ; le quintuple chez les aides-soignants qui occupaient la 3ème place avec 12,50% et similaires chez les agents d'entretien qui occupaient la 2ème place avec 20,90%. Cet état de chose peut s'expliquer par le fait que ces deux premiers groupes de professionnels sont ceux qui sont à l'avant-garde de la réalisation des soins et donc, de la production des déchets hospitaliers d'une part et d'autre part par le fait que les agents d'entretien sont manipulateurs des déchets hospitaliers pendant le processus d'élimination de ceux-ci. Aussi, par l'usage aléatoire des équipements de protection individuelle par le personnel, mais surtout par l'élimination anarchique des déchets hospitaliers par l'ensemble des prestataires de soins suite aux défaillances des systèmes de gestion dans les formations sanitaires.

Par ailleurs, chez les prestataires de soins, la tranche d'âge la plus touchée était celle de 30 à 45 ans avec 57% et les femmes étaient le sexe le plus touché avec 51% des cas. Ces résultats sont 1,21 fois inférieurs à ceux de Ndiaye et al. (2011) au Sénégal qui rapportaient que la tranche d'âge la plus touchée était 21 à 35 ans avec une prévalence de 68,70%. Globalement, les professionnels dont l'âge est inférieur à 45 ans sont relativement jeunes et plus dynamiques dans l'exercice des activités de soins. Ce qui pourrait expliquer le nombre élevé de cas d'accidents liés aux déchets dans cette tranche d'âge. La prédominance féminine chez les prestataires de soins pourrait expliquer la proportion élevée des cas d'accidents chez le sexe féminin.

La quasi-totalité des accidents liés aux déchets hospitaliers étaient des traumatismes (piqûres/blessures) avec 97,40% des cas chez les prestataires de soins et 100% des cas chez les agents d'entretien. Cette situation s'explique simplement par le fait que les objets responsables de ces accidents sont les déchets piquants, coupants/tranchants. Ces résultats sont supérieurs à ceux de Laraqui et al. (Op. cit., 2008) qui rapportaient que les instruments piquants notamment les aiguilles creuses étaient incriminées dans 80,6 % des cas d'accidents. Cependant, une proportion non négligeable des cas soit 2,6% chez les prestataires de soins s'étaient infectés soit au VIH, soit au Virus de l'hépatite B. Ces résultats témoignent de la gravité des risques auxquels sont confrontés le personnel de santé, les patients et les populations face à une gestion déficiente des déchets hospitaliers dans les structures sanitaires de la Région du Nord-Cameroun. Ce qui devrait amener les responsables des formations sanitaires à se porter plus d'attention sur cette question de gestion des déchets hospitaliers.

- ***De la notification des risques/accidents associés à la gestion des déchets hospitaliers***

Dans les formations sanitaires de la Région du Nord-Cameroun, les accidents d'exposition au sang liés aux déchets hospitaliers sont sous-notifiés. En effet, respectivement 17,90% chez les prestataires de soins et 5,60% chez les agents d'entretien des cas d'accident avaient été notifiés parmi lesquels 64(15,20%) cas chez les prestataires de soins et 2(5,60%) cas chez les agents d'entretien avaient été pris en charge par leur structure sanitaire. Ces résultats sont le double et le triple de ceux de Laraqui et *al.* (2009) et de Laraqui et *al.* (2008) au Maroc qui révélaient que respectivement, 8,3% et 5,8% des cas d'accident avaient été déclarés. Ce faible taux de notification des cas d'accidents liés aux déchets révèle que les accidents qui surviennent chez le personnel ne sont pas systématiquement déclarés. Aussi, elle témoigne d'une déficience de surveillance des accidents d'exposition au sang dans ces formations sanitaires. Par ailleurs, ces accidents étaient insuffisamment pris en charge les structures sanitaires. De ce point de vue, Laraqui et *al.* (2009 au Maroc avaient remarqué que le risque de transmission des hépatites virales B et C en milieu de soins était insuffisamment pris en compte. En somme, l'évaluation des accidents d'exposition au sang notamment les accidents liés à la gestion des déchets hospitaliers dans les formations sanitaires passe par la notification systématique de ces risques/accidents. De ce point de vue, la sensibilisation des différents acteurs à cet effet demeure primordiale, et se doit d'être permanente pour rester un moyen efficace de surveillance de ces accidents.

- ***De la prévention des risques/accidents associés à la gestion des déchets hospitaliers***

Une part importante des prestataires de soins (90,5%) et d'agents d'entretien (88,90%) connaissaient différents risques liés aux déchets hospitaliers (infections au VIH, VHB…, traumatismes/blessures, pollution, nuisance). Le niveau de connaissance élevé des acteurs sur les risques/accidents signifie qu'ils sont capables de les prévenir et qu'ils comprennent la nécessité de la mise en œuvre des procédures de gestion des déchets. Au vu de ce précède, la réalité est contraire car très peu de prestataires de soins (14,76%) et d'agents d'entretien (2,78%) respectaient les protocoles. Par ailleurs, seulement 76,67% des prestataires de soins collectaient les déchets coupants, piquants et/ou tranchants dans les boîtes de sécurité. Ces insuffisances dans la pratique des prestataires de soins augmentent davantage les risques/accidents pour l'ensemble du personnel et des usagers. La majorité des prestataires de soins (72,1%) et d'agents d'entretien (55,6%) utilisaient les équipements de protection individuelle pendant la manipulation des déchets hospitaliers. Ces résultats sont relativement supérieurs à ceux de Ndiaye et *al.* (2011) et largement supérieurs à ceux de Laraqui et *al.* (2009) qui rapportaient respectivement que, 68,70% et 24,4 % de personnel portaient des gants pour les gestes invasifs. L'usage régulier de l'équipement de protection individuelle réduit le risque psycho-émotionnel chez ces agents et dans une moindre mesure le risque d'infection. Une majeure partie des prestataires de soins (78,10%) et très peu d'agents d'entretien (27,80%) étaient vaccinés parmi lesquels 316(76,20%) de prestataires de soins et 100% d'agents d'entretien l'étaient contre le tétanos et 73(17,40%) prestataires de soins et 2(5,60%) d'agents d'entretien étaient vaccinés contre l'hépatite B. Ces résultats sont 2,7 fois inférieurs à ceux de Laraqui et *al.* (2009) et Laraqui et *al.* (2008) qui avaient montré qu'au Maroc, respectivement 47,4 % et 40,6 % du personnel étaient vaccinés contre l'hépatite B. En effet, l'un des moyens efficaces de prévention des infections liés aux déchets hospitaliers notamment le tétanos et les hépatites chez les agents demeure la vaccination. En ce sens, elle doit être systématique et obligatoire chez le personnel et les agents d'entretien dans les formations sanitaires.

Par ailleurs, la sensibilisation et le renforcement des capacités du personnel sont aussi des moyens efficaces de prévention des accidents. Dans cette étude, la majorité des prestataires de soins (66%) et d'agents d'entretien (75%) n'avaient jamais reçu de formations, ni de renforcements des capacités sur la gestion des déchets hospitaliers. Ainsi, le risque d'accident lié à la gestion des déchets hospitaliers était 1,5 fois plus élevé chez les prestataires de soins qui n'ont jamais reçu de renforcement de capacités sur la gestion des déchets hospitaliers que chez ceux qui en avaient eu (p=0,04). Pourtant, seul un personnel bien formé et motivé appliquera les mesures nécessaires simples pour améliorer la sécurité de la gestion des déchets d'activités de soins (OMS, 2005).

Conclusion

La faible gestion des déchets hospitaliers par les structures sanitaires est l'origine des risques environnementaux et sanitaires au rang desquels les accidents d'exposition au sang. En effet, Faye (2008) signalait que les risques liés à la mauvaise gestion des déchets portaient globalement sur des blessures accidentelles, des intoxications aiguës, des infections nosocomiales et des nuisances pour le personnel de santé et celui chargé de la collecte. Cependant, les plus redoutables restent les infections au VIH et les hépatites. Malgré certains efforts, dans les formations sanitaires de la Région du Nord-Cameroun, le personnel de santé (46,70%) et les agents d'entretien (22,20%) connaissent davantage les accidents liés aux déchets de soins du fait d'une gestion inadéquate des déchets. De plus, ces accidents sont sous-notifiés et donc, insuffisamment évalués car les systèmes de monitoring sont non fonctionnels. Toutefois, la sensibilisation, le renforcement des capacités des différents acteurs et le renforcement des systèmes de gestion des déchets permettront de réduire significativement la survenue des accidents liés aux déchets hospitaliers.

Références bibliographiques

- Anonyme. (2012). *Élimination des déchets d'activités de soins à risque infectieux.* Ministère des Affaires sociales, de la Santé et des Droits des femmes. Consulté 17 Février 2016 sur le site web www.sante.gouv.fr.html.
- Beghdadli, B., Ghomari, O., Taleb, M., Belhaj, Z., Belabed, A., Kandouci, A. B., & Fanello, S. (2009). Le personnel à risque d'accidents d'exposition au sang dans un CHU de l'Ouest algérien. *Santé Publique*, *21*(3), 253. doi:10.3917/spub.093.0253
- Billau, P. (2008). *Estimation des dangers de déchets biomédicaux pour la santé et l'environnement au bénin en vue de leur gestion.* (Mémoire de Maîtrise en environnement). Université de Sherbrooke, Québec.
- Brunot, A., & Thompson, C. (2010). La gestion des déchets d'activité de soins à risques infectieux par les professionnels de santé libéraux : étude de pratiques. *Santé publique*, *6*(22), 605-615. doi: 10.3917/spub.106.0605
- Coulibaly, Z. (2010). Gestion des déchets liquides dans les laboratoires d'analyses microbiologiques d'Abidjan, Côte d'Ivoire et risques infectieux associés. *European journal of scientific research*, *40*(2), 245-255.
- Faye, M. M. (2008). *Plan de gestion des déchets hospitaliers*. Récupéré sur http://documents.worldbank.org/curated/
- International Conference on Prevention and Infection Control. (2011). *Session spéciale sur la sécurité des patients et la lutte contre les infections dans les services de maternité en vue de l'atteinte des OMD liés au secteur de la santé en Afrique : programme et livre des résumés.* Genève : ICPIC.
- Knopf, J. F. (2006). *Les déchets d'activités de soins à risque infectieux (DASRI) produits par les patients en auto-traitement*. Rapport du Conseil national de l'Ordre des médecins. France.
- Laraqui, O., Laraqui, S., Laraqui, S., Tripodi, D., Chahed Ouazzani, L., Caubet, A., … El Houssine Laraqui, C. (2009). Évaluation des connaissances, attitudes et

pratiques sur les hépatites virales B et C en milieu de soins au Maroc. *Santé Publique*, *21*(3), 271. doi:10.3917/spub.093.0271

- Laraqui, O., Laraqui, S., Tripodi, D., Zahraoui, M., Caubet, A., Verger, C., & Laraqui, C. (2008). Évaluation des connaissances, attitudes et pratiques sur les accidents d'exposition au sang en milieu de soins au Maroc. *Médecine et Maladies Infectieuses*, *38*(12), 658-666. doi:10.1016/j.medmal.2008.09.009
- Ministère des affaires sociales, de la santé et des droits des femmes. (2012). *Élimination des déchets d'activités de soins à risque infectieux.* Paris : MASSDF.
- Ndiaye, M., Cissokho, B., & Sow, M. L. (2011). Les accidents avec exposition au sang (AES) au CHNU de Fann de Dakar. *CAMIP*, p. 1.
  Accès http://publication.lecames.org/index.php/sante/article/viewFile/41/50
- Organisation Mondiale de la Santé. (2005). *Gestion des déchets solides d'activités de soins dans les centres de santé primaires : Guide d'aide à la décision.* Genève. OMS.
- Organisation Mondiale de la Santé. (2015). *Les déchets liés aux soins de santé.* Repéré sur https://www.who.int/mediacentre/factsheets/fs253/fr/
- Programme des Nations Unies pour l'Environnement. (2005). *Préparation des plans nationaux de gestion des déchets de soins médicaux en Afrique subsaharienne : manuel d'aide à la décision.* Genève : OMS.
- Programme National de Développement Participatif. (2009). *Étude sur les systèmes appropriés de traitement des déchets médicaux dans la cadre du programme national de développement participatif.*
  Récupéré sur https://fr.scribd.com/document/246256568/Etude-Dechets-Medicaux
- Saizonou, J., Ouendo, E. M., Agueh, V., Tokplonou, E., & Makoutodé, M. (2014). Évaluation de la qualité de la gestion des déchets biomédicaux solides dans la zone sanitaire Klouekanme-Toviklin-Lalo au Bénin. *Journal international de la santé au travail*, 1-11.
- Salifou, S. (2007). *Évaluation de la gestion des déchets bio médicaux solides dans les formations sanitaires de la zone sanitaire de Natitingou en 2007, au Bénin.* (Mémoire de diplôme interuniversitaire). Université de Cocody, Abidjan.
- Tchuenteu, N. (2009). *Données anthropométriques des enfants d'âge préscolaire à Garoua Cameroun.* (Mémoire de thèse). Université de Yaoundé I, Cameroun.

Pathologies hospitalières et impacts socio-sanitaires au cameroun : perceptions, représentations des causes et conséquences des infections nosocomiales

Alexandre NDJALLA[1]

Résumé

Et quand l'hôpital rend malade ! Cette affirmation exclamative est ce qui est au cœur de la réalité hospitalière au Cameroun. La culture hospitalière en tant que mode de vie globale et globalisé voire globalisante de la vie et de l'équilibre social, est devenue le nid où prolifère la naissance de pathologies ou infections nosocomiales. Caractérisées de pathologies hospitalières, celles-ci ont un impact social et sanitaire dans les hôpitaux du Cameroun. Sur la base d'une étude de terrain redevable à l'anthropologie, la lecture de cette facticité nous permet dans le cadre de cet article de mettre en exergue les causes et les conséquences de ces nouvelles morbidités souvent mal comprises et perçues par les populations, ne comprenant pas comment un espace dans lequel l'on est censé recevoir la santé nous en expose plutôt à de nouvelles. L'antagonisme entre les méthodes et l'ensemble du plateau technique et technologique des centres hospitaliers et la floraison croissante de pathologies ou infections encore appelé morbidités nosocomiales est l'objectif poursuivi par le besoin de compréhension qui se pose. Les perceptions et représentations que les populations camerounaises y affèrent structurent la recherche des causes et conséquences, ou impacts socio-sanitaires de celles-ci dans le domaine de la santé au Cameroun.

Mots clés : *Pathologies hospitalières, Impacts socio-sanitaires, Infections nosocomiales, perceptions et représentations.*

[1] Anthropologue, Université de Yaoundé I

Abstract

And when the hospital makes you sick ! This exclamatory affirmation is what is at the heart of the hospitable reality in Cameroon. The hospital culture as a global and globalized way of life, even globalizing life and social balance, has become the nest where the birth of pathologies or nosocomial infections proliferates. Characterized by hospital pathologies, these have a social and health impact in hospitals in Cameroon. On the basis of a field study indebted to anthropology, the reading of this *facticity allows us in this article to highlight the causes and consequences of these new morbidities often misunderstood and perceived by the population, not understanding how a space in which one is supposed to receive health exposes us to new ones. The antagonism between the methods and the entire technical and technological platform of the hospitals and the increasing flowering of pathologies or infections, also called nosocomial morbidities, is the objective pursued by the need for understanding that arises. The perceptions and representations that the Cameroonian populations have attached to them structure the search for causes and consequences, or socio-sanitary impacts of these in the health field in Cameroon.*

Key words : *Hospital pathologies, Health and social impacts, Hospital-acquired infections, perceptions and representations*

Introduction

Il est souvent inconcevable et même inhabituel de savoir que le milieu hospitalier, lieu de soins et de santé soit cet espace où l'on est plutôt exposé à d'autres affections et infections. Le caractère parfois insalubre des hôpitaux au Cameroun et dans bien de pays africains est un véritable problème. La perception qui se dégage de ces espaces de santé au sein de la population est souvent pour la plupart du temps néfaste. La fréquentation de ceux-ci est une imposition de dernière heure et une contrainte de dernier recours. Depuis le personnel jusqu'aux locaux souvent mal entretenus, vétustes, « *insalubres* » et à mentalités douteuses, exposent à des pathologies comme les nosocomiales. Mais comment concevoir, au vu de l'avancé technique et technologique de la biomédecine, que celles-ci soient plutôt l'espace de culture d'infections nouvelles pour des personnes déjà souffrantes ? Les exigences en termes de compétitivités et d'insertion dans la donne mondiale et selon les canons déontologique et éthique en rapport avec le domaine de la santé ne sauraient permettre un tel entendement. Une analyse des causes et conséquences de ces infections nosocomiales s'impose donc dans l'optique de guérir ou mieux d'aider à soigner l'hôpital au Cameroun.

1. Méthodes de collecte et d'analyse des données

Sur la base d'un prisme méthodologique propre et redevable à l'anthropologie, ce travail a permis de se rapprocher des quelques institutions hospitalières du pays notamment dans les chefs-lieux de régions où apparaissent davantage les morbidités nosocomiales. Sur le terrain, nous nous sommes rapproché du personnel soignant et de certaines victimes parfois ignorantes de leurs situations. Une enquête à méthode qualitative à travers des entretiens individuels approfondis relatifs à la situation de prolifération d'infections nosocomiales, a permis de collecter les données requises. Patentes, récurrentes et souvent même « *normales* », compte tenu du caractère sensible et du respect déontologique propre aux recherches dans les domaines de la santé, entretiens formels et informels ont été combinées aux récits de vie et/ou études de cas pour mettre en relief les causes et les conséquences de ces infections. Il s'agissait de ressortir l'impact socio-sanitaire de ce type d'infections particulières. Sur la base d'une trentaine d'entretiens individuels avec observation directe, nous avons, nous-même à bien des égards lus et de l'intérieur les déclarations sur les comportements décrits ou présentés par nos participants. Purement descriptives et qualitatives, les causes et conséquences ont été analysées à partir du contenu et l'extraction des données s'est fondée sur un plan d'analyse conforme à l'orientation objective et repérable à la sémique fonctionnelle latente et manifeste. Soulignons que dans le respect de l'éthique et de la déontologie de la recherche, nos informateurs ont été renommés de façon illusoire pour la protection des sources.

2. Insalubrité et déchets hospitaliers : un « casse-tête chinois » au Cameroun

Le problème de l'insalubrité se situe dans la définition qui est donnée des espaces hospitaliers camerounais. Ce « *n'est pas seulement une réalité extérieure ! Les comportements et les agissements à l'hôpital s'y inscrivent.* [...] *Le comportement du personnel soignant sans oublier les mécanismes d'entretien, de construction des bâtiments ne respectant pas souvent les standards* sont *autant d'éléments propres et patents de l'insalubrité hospitalière au Cameroun »* Norbert (25/01/2016). Elle se situe dans la gestion des déchets hospitaliers qui s'inscrit dans un véritable « *casse-tête chinois* » pour les autorités camerounaises. En réalité, « *aucune solution n'est jusqu'ici envisagée pour ce qui est de la résolution immédiate de cette gestion des déchets hospitaliers qui sont d'ailleurs présents et dangereux pour les populations dans ces milieux et ceux environnants* » (François. 11/02/2016). En effet, ces déchets atypiques de ces espaces continuent à « *être traités tout comme les autres déchets et surtout ceux d'ordre ménager* ». Le recyclage n'est pas encore préconisé. Pour les tentatives de recyclage et de traitements entrepris, ils restent circonspects et illusoires. L'existence d'incinérateur dans certaines zones est juste à titre monumental et non fonctionnel. Les bacs à ordures sont les lieux de dépôts de ces déchets dans certains cas, et pour d'autres, « *il existe des fausses non loin des espaces hospitaliers où sont déposés l'ensemble des déchets en dehors de ceux d'ordre liquide* » Martin (12/02/2016).

2.1. Typologie des déchets hospitaliers

L'activité hospitalière produit trois types de déchets : *ceux liés à l'activité de soins hospitaliers, les ménagers et ceux issus des pièces anatomiques reconnaissables* » Jean (20/02/2016). Ils sont soit solides, soit liquides. Les premiers sont plus perceptibles, visibles au détriment des autres. Certains sont liés aux activités de soins à risques infectieux et ceux qualifiés de domestique. La différenciation est au niveau de la collecte de ceux qui sont « *des pièces anatomiques, des déchets métalliques ou en verre, non biodégradable, de matière quelconque : argent, mercure, etc. qui généralement représentent un véritable danger évident pour la santé et l'environnement* » André (03/03/2016).

2.1.1. Déchets à risque infectieux

Les risques infectieux sont lorsque des personnes pourraient être exposées à des agents susceptibles de provoquer à court, moyen et long terme une infection. Il s'agit *d'endoparasites humains* ou *parasitoses intestinales, les myiases, les déchets piquants tels que les seringues, les objets tranchants et coupants : bistouris, lames,* constituant l'essentiel de la panoplie des déchets à risques infectieux qui devraient « *être collectés dans un conteneur approprié pour ensuite être détruit selon les règles et standards relatifs à ce type de déchets* » Laure (24/02/2016). En outre, il y a les déchets des unités médicotechniques, des déchets opératoires, les placentas. Il s'agirait « *de déchets des unités de soins tels que les pansements souillés de sang, les bocaux d'aspiration à usage unique, les sondes d'aspiration urinaires et les déchets provenant des malades en isolement* ». Marlyse (12/03/2016).

2.1.2. Déchets domestiques

Il s'agit de restes alimentaires, de déchets provenant du nettoyage désinfectant[2] à l'exception de ceux provenant des malades en isolement qui sont des déchets domestiques, et qui doivent être incinérés[3]. *Ce qui n'est toujours pas le cas.* Ces différents déchets sont collectés et jetés dans les bacs à ordures au sein ou en dehors de l'hôpital pour ensuite être collectés par la société d'assainissement de la ville. Dans certains coins, ils sont tout simplement jetés dans une fosse pas très loin du centre hospitalier, dans la nature, à la merci d'insectes et autres animaux rôdant aux alentours, avec ce que cela comporte comme risque environnemental et de santé.

2.1.3. Autres déchets caractérisés de dangereux

Il s'agit de déchets radio-actifs, le mercure, l'argent, les lits et autres appareillages hors d'usage, les médicaments non utilisés, autre préoccupation pour l'environnement et la santé publique. Parfois stockés dans une pièce aux bons soins du technicien de laboratoire ou en imagerie médicale qui y trouve à des occasions des pièces de rechange selon les observations faites à Mbalmayo, dans le service dialyse de l'Hôpital Régionale de Buea, à l'Hôpital Général de Douala et au Centre Hospitalier Universitaire de Yaoundé. L'absence de gestion de ces déchets souvent confinés dans une pièce ou dans un coin de l'hôpital est véritablement problématique.

---

[2] Il s'agit des poussières, la vaisselle cassée, et autres à usage unique.

[3] Cette incinération se fait soit à l'intérieur de l'hôpital, soit dans un incinérateur agrée répondant aux normes techniques respectueuses de l'environnement et la santé publique.

3. Gestion des déchets et circuit hospitaliers camerounais

Les filières d'élimination des déchets sont floues pour ne pas dire inexistantes. En effet, « *le tri, le conditionnement, l'entreposage intermédiaire et le transport des déchets d'activités de soin sur la voie publique ne sont pas respectueux des facteurs contaminants qu'ils représentent* » Max (01/02/2016). Dans le circuit classique, « *le responsable des déchets c'est le producteur, dont la gestion est de la compétence de l'hygiéniste ou encore de façon globale du service d'hygiène hospitalière dudit hôpital* ». Or, au Cameroun, l'information à l'intérieur de l'hôpital sur les risques de certains déchets d'activités de soins demeure aléatoire. Certes il y a une petite ébauche dans certains hôpitaux de référence, force est de constater que dans l'ensemble, « *des bouteilles en plastique servent de poubelles au personnel médical pour le conditionnement des seringues et aux autres objets coupants et tranchants* » (Françoise 23/02/2016). Une réalité qui dénote de la conséquence de l'absence d'une véritable politique de gestion et de banalisation des déchets issus de l'activité de soin. Il y a quelques années, les filières d'élimination de ces déchets préconisaient l'incinération, le compostage, l'enfouissement bien qu'en réalité, ces différentes méthodes posent l'épineux problème environnemental et de santé publique avec la pollution, la contamination de la nappe phréatique introduisant la difficulté de quantification des déchets. L'absence ou l'inexistence de statistiques dans ce sens est criarde tout comme les données relatives à l'élimination des déchets. La moyenne par malade serait estimée à trois kilogrammes de déchets par semaine. Est-il donc impossible de quantifier la production annuelle de déchets ?

3.1. Classification sanitaire des déchets issus de l'activité de soin

En l'absence de politique de gestion rigoureuse des déchets d'activité de soins, répondant aux normes et imposables à tous les praticiens, il est conséquent que ceux-ci sont gérés comme des déchets ordinaires. Ce qui pose problème autant que le traitement. L'intervention de l'hygiéniste dans le processus de gestion est pourtant une facticité fondamentale dans la réussite de la réforme hospitalière et même à la gestion de ces déchets. Car, ceux-ci dans la nature exposent à des risques infectieux graves. Il s'avère donc impératif que le système de santé au Cameroun mette sur pied des structures spécifiques de gestion d'hygiène hospitalière et de déchets qui tiennent compte de la normalisation et certification. Les pratiques et le manque de statistiques claires autour de la production des déchets en milieu hospitalier tout comme la présence de déchets, la vétusté de certains matériaux et matériels, l'empilage des éléments hors d'usage, le stockage de certains d'entre eux et même l'absence de gestion adéquate de ces déchets en milieu hospitalier sont autant de facteurs qui concourent à l'exposition aux infections nosocomiales dans les hôpitaux du Cameroun.

3.2. Infections nosocomiales et système hospitalier camerounais

À la suite d'infections comme la malaria, le VIH et bien d'autres, les infections nosocomiales envahissent de façon systématique les établissements de santé au Cameroun et chaque jour font des victimes. Et au vu des réalités ci-dessus énoncées c'est une facticité.

3.3. Brève présentation d'infections nosocomiales

L'infection nosocomiale est selon le Comité du Conseil de l'Europe (1984) :

> toute maladie contractée à l'hôpital, due à des micro-organismes, cliniquement et/ou bactériologiquement reconnaissables, qui affecte soit le malade du fait de son admission à l'hôpital ou des soins qu'il y a reçus, en tant que patient hospitalisé ou en traitement ambulatoire, soit le personnel hospitalier du fait de son activité, que les symptômes de la maladie apparaissent ou non, pendant que l'intéressé se trouve à l'hôpital.

Ainsi, « *toute infection acquise par un patient dans un établissement de soins, dans un intervalle de* temps *de quarante-huit à soixante-douze heures après son admission est une infection nosocomiale [...] cela peut aussi se faire trente jours après, sur un site opératoire, un an après une intervention sur prothèse pour ce qui est de l'unité d'orthopédie et traumatologie* » Marie Thérèse (20/02/2016). La spécification qui peut être faite est qu'elles ne devraient pas se confondre à une iatrogène[4]. Autrement dit, il s'agit d'une infection

[4] Elles sont selon l'étymologie, celles provoquées par le médecin. Leur cadre est à la fois plus étroit et plus large parce que débordant l'hôpital et englobant tous les accidents infectieux déterminés par la pratique médicale et n'étant pas incluses ; celles

> qui n'est présente, ni en période d'incubation lors de l'entrée à l'hôpital, ni qui survient dans les quarante-huit premières heures qui succèdent à l'admission. En cas de plaie opératoire ou après piqûre, une infection sera reconnue comme nosocomiale si elle survient dans les 30 jours qui suivent cette intervention. Ce délai peut aussi être porté jusqu'à un an en cas d'insertion d'une prothèse ou d'un implant.

En outre, « *une infection constatée à l'entrée à l'hôpital et qui peut même être le motif de l'hospitalisation ne saurait donc être nosocomiale pour l'établissement d'accueil, mais pourrait l'être pour le centre de soins d'origine du patient* ». Selon Pechere (1993), nous avons : les nosocomiales *exogènes*, causées par les microbes de l'environnement, et introduits chez le malade au moyen d'un vecteur animé ou inanimé, venant le plus souvent d'autres malades ; et les *endogènes*, provenant du malade lui-même[5]. Selon l'origine des germes nous avons : les primaires[6] et les secondaires[7]. L'infection nosocomiale est différente du simple port bactérien pouvant intéresser tout être humain. Il n'est pas lié aux soins et est indépendant de la prise en charge médicale. Il s'agit *d'infections dues à des germes endogènes, de l'environnement, les légionelloses, les aspergilloses ou les infections respiratoires*.

3.4. Causes des infections nosocomiales

Claude Carlet dans la préface du livre *Infections nosocomiales - 40 questions sur les responsabilités encourues*, écrit :

> certaines infections nosocomiales " sont directement liées à un acte réalisé pendant l'hospitalisation (intervention chirurgicale, ponction, mise en place d'un cathéter veineux…), d'autres

---

acquises à l'hôpital et non imputables aux médecins et aux soignants, et les contaminations interhumaines ou liées au milieu, comme le sont les épidémies de légionellose en relation avec la situation défectueuse de certains appareils, ou une eau insuffisamment désinfectée ou stérilisée.

[5] La voie digestive, la peau et le vagin, sont les réservoirs à partir desquels l'infection se produit.

[6] Cas où les germes sont présents au moment de l'admission, même en tant que porteurs sains.

[7] Résultat d'une colonisation de germes hospitaliers pouvant aboutir à une infection déclarée.

> surviennent simplement pendant l'hospitalisation chez des malades atteints d'affections graves (séjour en réanimation) et/ou dont les défenses contre l'infection sont très affaiblies (SIDA, maladies cancéreuses prolongées, chimiothérapies, corticothérapie au long cours…). Les secondes, de loin les plus fréquentes, sont malheureusement infiniment plus difficiles à prévenir que les premières, car elles sont plus liées à la gravité de la maladie qui amène le malade à l'hôpital qu'à des fautes d'hygiène ou des défauts d'organisation. Elles sont souvent dites "endogènes", car liées à la propre flore bactérienne du patient ".

Dans un hôpital, la population humaine est faite de malades, soignants et visiteurs. Chacune peut être victime d'une contamination ou être un danger. Autrement dit, on peut être porteur déclarée ou sain. De fait, une simple poignée de main, un geste de courtoisie, un baiser, un geste d'affection, une parole même, peuvent être de possibles facteurs d'aéro-contamination aussi dangereux dans l'hôpital qu'en dehors. Bien que n'étant pas toutes reconnues comme des maladies professionnelles ou accidents de travail [8], une clarification est nécessaire. Nous nous limitons aux patients pour rechercher quelle est la nature de la transmission de l'agent infectieux, non seulement directe ou indirecte, mais aussi à partir de quel vecteur. En fonction de la pathologie motivant l'hospitalisation, le patient est soumis à un risque variable [9] bien que l'état pathologique, l'éventuelle insuffisance immunitaire puissent aussi exposer aux risques d'infections [10]. Les infections urinaires sont les plus fréquentes. Les pneumopathies bactériennes sont la cause majeure de mortalité d'infections nosocomiales tout comme l'infection des sites opératoires. Les

---

[8] Le cas les soignants victimes de tuberculose contractée à l'occasion des soins aux phtisiques, au V.I.H ou aux hépatites avec les séroconversions ou par accident d'exposition au sang. Nous pensons à l'infection nosocomiale qu'a été, en 1984-1985, la contamination des transfusés ou des hémophiles ainsi contaminées ou déjà mortes du SIDA qui sont aussi à retenir.

[9] Ici, les personnes opérées sont plus menacées que les non opérés, les porteurs d'une sonde urinaire bien plus que les non porteurs,

[10] Ce sont par exemple le diabète, l'insuffisance rénale évoluée, le traitement immuno suppresseur d'un transplanté d'organes, la corticothérapie, les cancers et surtout ceux soumis à la chimiothérapie, et dans une certaine mesure la sénescence et la fin de vie… de même que les grands prématurés.

nosocomiales peuvent s'originer de germes cutanés du patient surtout dans les sites déjà contaminés[11].

> L'état de nutrition médiocre, l'insuffisance rénale, le diabète, toute pathologie grave diminuant le pouvoir immunitaire, la corticothérapie préalable, l'existence d'un foyer infectieux à distance sont autant de causes tout comme certaines infections telles la médiastinite en chirurgie cardiaque, la surinfection de prothèse orthopédique, valvulaire ou vasculaire qui peuvent être mortelles et nécessitent souvent une réintervention. Nous citerons aussi les plaies non chirurgicales comme les brulures, les escarres, les ulcères cutanés, les lésions de grattage sont toutes et souvent infectées. Celles-ci sont souvent des sites ouverts, dangereux pour les autres hospitalisés. (Léonie 20/02/2016).

Des morbidités telles que la tuberculose pulmonaire, les infections manu portées ou pathologies des mains sales et les infections virales (VIH, Hépatite B, Hépatite C) semblent des nosocomiales devenues rares en raison de la sécurité transfusionnelle, mais elles peuvent être liées à un accident d'exposition au sang car la désinfection des instruments est parfois problématique dans certains centres de soins.

« *Les infections nosocomiales sont donc le fait de lourdeurs thérapeutiques pouvant conduire au développement de bactéries avec pour source le malade lui-même* » (Marcelin 17/02/2016). En effet, en se penchant sur les données épidémiologiques, il est courant de se rendre compte que ceux-ci relèvent d'un aspect typique du développement des micro-organismes : « *affection, colonisation, contamination* ». Ici, l'infection va tout simplement consister en une multiplication des micro-organismes sur le support-malade. En termes plus techniques, « *la colonisation est la multiplication locale des bactéries ayant adhéré à la plaie, à un cathéter ou une sonde* ». La contamination est donc le transfert des germes d'un point à un autre, du support au malade. Pour éviter le transfert de germes dans les différents services d'un établissement sanitaire, il est et serait important que :

---

[11] Ce qui est le cas de la chirurgie digestive, du colon, des voies urinaires, des voies respiratoires, d'une région préalablement infectée ou nécrosée. Les facteurs favorisants sont nombreux : l'existence d'un corps étranger, l'hématome post-opératoire, etc.

> les hygiénistes découpent l'hôpital en zones d'interventions et d'actions : les zones à risques faibles : les services administratifs ; les zones à risques modérés c'est-à-dire les services d'hospitalisation et les zones à risques élevés où nous avons les services de spécialisation, chirurgie, bloc opératoire, salle d'accouchement, REA, le laboratoire et imagerie médicale. (Martial 15/02/2016)

Au vu de ce qui précède, il apparaît que la structure des établissements de soins au Cameroun mériterait d'être revue, réorganisée. Il est important de penser aux visiteurs et à leurs flux, aux garde-malades, aux personnels soignants et aux patients eux même. Or, la réalité est que la construction et la réalisation des espaces et établissements de soins ne répondent pas toujours à ces exigences. La conséquence est donc « *l'exposition des patients aux infections nosocomiales* ». Jean Marc (10/02/2016).

Au Cameroun, l'on reconnaît que les médecins ont une logique médicale se résumant à

> la course au diagnostic et aux prescriptions, les infirmiers quant à eux sont cantonnés aux soins pendant que le personnel d'entretien pour sa part reste confiné dans la routine mécanique sans application aucune des règles de l'hygiène hospitalière. Il s'agit là de la logique de vrai médecin par opposition à celle de bon médecin, loin de toute responsabilisation et responsabilités. Jean Marc (08/02/2016).

Il existe un réel problème dans l'application des soins de base et les soins de qualité. Il urge de définir une nomenclature des soins et une responsabilisation.

3.5. Différenciation entre infection nosocomiale et infection principale

Il se pose un véritable problème dans la détermination de ce qui revient à l'infection principale, aux éventuelles pathologies associées, à l'infection nosocomiale elle-même ou à d'autres événements intervenants. Cependant, il est possible de reconnaitre que, les infections fréquemment mises en cause sont les pneumopathies, les bactériémies, les infections digestives et les infections du site opératoire, les maladies cardiovasculaires et le cancer. C'est d'ailleurs ce qui oriente souvent et concoure à l'organisation de la lutte contre les infections nosocomiales à travers la mise en place des structures spécifiques avec « *des moyens renforcés et un programme national pluridimensionnel et multisectoriel* ». En d'autres termes, il s'agit d'un ensemble cohérent des mesures d'hygiène hospitalière visant non seulement à éradiquer ces infections, mais aussi, et surtout à les prévenir.

3.6. Dans le cas des hôpitaux camerounais

Il est courant de se rendre compte de la stupéfaction et même la surprise de certains médecins lorsqu'on leur parle d'hygiène hospitalière. Il est souvent difficile d'en parler n'étant pas de ce domaine d'activités. Sur ceux nous nous sommes mues en anthropologue à l'hôpital et dans l'hôpital. Certains estiment que les infections nosocomiales sont un problème des pays dits développés or, il est parfois courant de se rendre compte que les plaies opératoires suppurent. Il s'agit là d'une situation qui prolonge le séjour du malade à l'hôpital et par conséquent majore et augmente l'ardoise financière. L'autre chose est qu'aucune enquête épidémiologique n'est menée. La réalité souvent flagrante est que le personnel est sous informé, mal formé ou pas du tout sur l'hygiène hospitalière. Les bonnes pratiques médicales de base sont parfois ignorées ou même négligées. L'idéel voudrait que dans chaque salle d'hospitalisation ou de soins, il y ait un point d'eau, mais la réalité est tout autre. Comment ne pas cultiver des microbes et laves en rapport avec les nosocomiales ? Loin de laver les mains avant et après chaque geste médical, l'on se contente de faire acheter des gangs aux patients et le nettoyage des mains se fait dans les salles pour personnels soignants pour ceux qui en ont.

4. Personnes les plus exposées et les facteurs factorisant les nosocomiales

La survenue d'une infection nosocomiale est favorisée par la situation médicale du malade, qui dépend de son âge, de sa pathologie, de certains traitements, de la réalisation d'actes invasifs nécessaires au traitement du patient. Mais faute de gestion règlementaire avec des sanctions adéquates, tout comme l'impunité et l'ignorance des droits du malade, les patients, victimes n'ont pour alternative que se soumettre aux impositions et injonctions au lieu de se plaindre et demander que justice soit rendue. Tout le monde peut être victime d'une infection nosocomiale, mais les plus exposées sont celles souffrant des pathologies énoncées ci-dessus et surtout les quinquagénaires et les sexagénaires.

5. Hygiénistes « formés » et les nosocomials dans les hôpitaux du Cameroun

La plupart des hygiénistes formés n'ont pas été utilisés et ne le sont pas pour les raisons qui ont sous-tendu leur formation à la base. Les infections nosocomiales sont perçues comme étant l'affaire des pays développés. C'est la preuve du mal inhérent de la gestion du pays. En réalité on n'y croit guère. Et, seul le bas peuple souffre de cette incongruité. Ainsi, nous dirons « *voilà donc l'hôpital qui rend malade, au lieu de soigner, de guérir* et *lorsque ces grands sont malades ils demandent des évacuations. Suivez mon regard* ». Malgré les travaux du *Réseau africain francophone de Télémédecine*, sous l'égide de l'OMS et en coopération avec des institutions étrangères sur l'hygiène hospitalière et la prévention des nosocomiales, force est de constater que des préoccupations[12] demeurent. Celles-ci sont une véritable plaie pour les institutions hospitalières qui parfois manquent d'eau, de réseau autonome de gestion d'électricité et en eau potable indispensable. Cette situation met de façon évidente en danger la vie des patients et du personnel médical. Les infections nosocomiales sont un problème de santé publique au Cameroun. C'est d'ailleurs pourquoi « *elles sont l'un des défis difficiles à relever. Par conséquent, il y a nécessité d'enseignement répétitif ponctué par des évaluations continues. La gravité de ce mal qui sévit même dans les pays occidentaux mobilise la communauté scientifique mondiale* ». Et, malgré des slogans : « *Des mains propres sont des mains sûres* », la situation n'a guère évolué. L'impact de la négligence de ces facteurs que sont l'environnement et les mains vecteurs des maladies liées aux soins est une véritable gangrène. Au Cameroun, les chiffres font état d'une prévalence variant entre 10 et 20% comme dans le reste du continent. Ainsi le pays a atteint la côte d'alerte d'où l'intérêt et l'actualité de l'hygiène en milieu hospitalier.

---

[12] L'assainissement de l'environnement hospitalier et l'hygiène des mains

6. Esquisse de solution face aux conséquences de ce phénomène infectieux

Dans la lecture des textes relatifs à la santé publique, il n'existe aucune politique nationale de lutte contre les nosocomiales. Les principes de base universellement reconnus ne sont même pas appliqués dans certains centres. Sur dix lits, au moins trois sont occupés par un malade souffrant d'une infection nosocomiale. L'important est de renflouer les caisses, de référer les malades vers des centres privés où des pourcentages sont prélevés. Cette situation peut être évitée si les pouvoirs publics prescrivent régulièrement les enquêtes épidémiologiques avec des sanctions pour les mauvais services et les négligences observées. Une autre pathologie est que :

> Les hôpitaux sont le lieu où les médecins, professeurs et autres expérimentent et font leurs cours sur les patients. C'est comme cela que les ordonnances pleuvent, chacun à son tour prescrit sa part, on se retrouve avec des sacs pleins de médicaments, d'antibiotiques et autres que des infirmières lors des soins se les fourrent dans les blouses pour ne pas dire les volent. (Sandrine ; 18/02/2016)

Or, l'utilisation abusive d'antibiotiques prescrits et sans corrélation favorise souvent le développement d'une certaine résistance et même de nouvelles pathologies comme des insuffisances rénales. « *Il convient de réévaluer les compétences, car ceux qui sont censés soigner sont plutôt ceux qui produisent et concourent à l'extension des morbidités et nouvelles infections* ». A la clé des évaluations, il faut des sanctions. En outre, il faut s'assurer d'une formation continue avec des recyclages. De manière transitoire ou prolongée, les interventions peuvent être cause de profonde suppuration, de surinfection d'une prothèse, d'une évolution mortelle.

6.1. Les aspects règlementaires et juridiques

Il faut revoir et implémenter un cadre réglementaire, déontologique, juridique et jurisprudentiel tant sur le plan administratif que civile. Sur le règlementaire, il faut se préoccuper de l'hygiène hospitalière en créant dans chaque système de soins un comité de lutte contre les infections hospitalières aux fins de les surveiller et de promouvoir la formation des personnels, de déterminer les mesures propres à garantir

« *à chaque patient les conditions d'hygiène et d'asepsie nécessaires* ». Pour les établissements disposant d'unités d'anesthésie ou de chirurgie ambulatoire, il faut garantir par des dispositifs techniques, une organisation du travail et une hygiène spécifique et adaptée ; la réduction maximale des risques encourus par le patient ; l'équipe opératoire ; les tiers et l'environnement. Le contrôle des matériels et dispositifs médicaux utilisables est aussi indispensable. Il faut se doter d'équipe d'hygiène hospitalière opérationnelle tout en définissant un programme annuel d'action de prévention, surveillance, information, formation et évaluation. Sur le plan déontologique, la qualité des locaux d'exercice énonce le suivi de la stérilisation et de la décontamination des dispositifs médicaux utilisés. En outre, il serait important de s'assurer de l'élimination des déchets médicaux selon les procédures réglementaires. Il faut s'assurer de la certification et l'assurance des compétences pour éviter aux patients des risques injustifiés. L'hygiène et l'asepsie, la stérilisation, la décontamination doivent être conforme aux réglementations. Le but étant de protéger aussi bien le patient, le médecin que le personnel environnant. Une faute d'abstention, de négligence ou de violation directe des règles d'hygiène, les gestes et soins pré et post-opératoires tout au long d'une hospitalisation non-conformes ou à risque pour le patient pourrait faire l'objet d'une plainte d'un patient ou d'une famille avec l'appui de services compétents.

Dans une perspective juridique, jurisprudentielle et pénale, un patient victime ou ses ayants-droit s'il est décédé d'une nosocomiale, peuvent porter plainte en s'appuyant sur le délit d'homicide involontaire ; le délit d'atteinte involontaire à l'intégrité de la personne ; le délit de mise en danger d'autrui. Relevons que ces différents délits devraient être réprimés par la loi et les personnes morales peuvent être déclarées responsables. Le délit de mise en danger d'autrui est réprimé et ceci s'applique aux patients exposés à un risque immédiat sans en avoir été victime. Donc, il est important que dans l'exercice de la profession, pour éviter l'exposition aux nosocomiales, que les médecins soient entourés de textes juridiques et pénales encadrant et diligentant les sanctions en tenant compte des situations réelles des risques et/ou d'expositions aux infections pour statuer sur les dommages causés et à payer. En matière de juridiction administrative, Gomez (1990) et Bianchi (1993) posent les jalons d'une responsabilité médicale. La faute lourde « *jadis exigée pour engager la responsabilité du médecin dans son exercice hospitalier (public)* » empêche toujours jusqu'ici l'indemnisation aisée des victimes, qui ne sont même pas souvent au courant de leurs droits face à un souci constant des juridictions. Bien qu'on ne soit pas souvent en face d'une certaine équité dans les actes juridiques, la juridiction civile doit évoluer dans ce sens. La relation patient – établissement comme celle du médecin – patient est de nature contractuelle tout comme celle médecin – établissement. Lorsqu'une infection nosocomiale survient la dualité du contrat médical et hospitalier rend bien délicate la distribution des responsabilités dès lors qu'une faute n'est pas clairement établie. Soulignons que la jurisprudence récente met en cause désormais la responsabilité des praticiens pour le manque d'informations aux patients sur les dangers des infections nosocomiales.

Pour ce qui est de la prévention, la création des comités de lutte contre les nosocomiales dans tous les établissements privés ou non est nécessaire. Les centres de coordination de lutte contre les infections nosocomiales et cellules infections nosocomiales devraient exister et être placées sous la responsabilité de l'agence de sécurité sanitaire des produits de santé avec déclaration obligatoire des infections conformément au respect des règles déontologique et éthique. La mise sur pied des conseils pour apporter informations, enseignements et conférences concernant tout le personnel soignant, dans le cadre des actions de formation initiale et continue est importante. Le risque nosocomial n'est pas seulement imputable au personnel hospitalier. Il concerne également le public. C'est pourquoi il serait important de mettre sur pied des commissions de sécurité des consommateurs charger d'appeler les personnes hospitalisées à observer des règles d'hygiène en participant activement aux moyens de lutte contre les infections nosocomiales avec diffusion auprès du public d'informations.

L'exigence d'une assurance de qualité chargée d'établir la transparence des dysfonctionnements, reposant sur des principes de qualification, de validation, de contrôle indépendant et permanent des personnels et des matériels se pose et s'impose. Pour prévenir, il faut surveiller l'environnement des services hospitaliers, concernant le ménage, le flux de l'air, des gaz médicaux, la qualité de l'eau, des aliments. Il s'agira aussi de la surveillance du flux des personnes[13], le nettoyage des locaux et leur remise en état après usage. En outre, Le nettoyage des objets, des instruments doit être prouvé et éprouvé de manière irréfutable, selon les procédures prévues et son efficacité contrôlée [14]. La stérilisation des matériels devrait également être prouvée, la validation de la stérilisation est un processus codifié et mesurable dans l'industrie pharmaceutique mais non à l'hôpital comme c'est souvent le cas : le contrôle technique de l'appareillage est obligatoire, mais l'indicateur coloré est-il fiable ? Est-on sûr qu'il ne rassure pas à tort sur l'efficacité de la stérilisation ? Le contrôle bactériologique après chaque stérilisation est inexistant. La codification, le contrôle, la validation du stockage des matériels stérilisés ne sont pas assurés de manière constante nous a-t-on dit. C'est généralement l'affaire du chef ou major du service.

L'autre aspect non moins important de la prévention et la lutte contre ces infections et même le dysfonctionnement des hôpitaux est le recrutement et la qualité du personnel soignant ou non, et formé de manière continue aux procédures de qualité. De ce fait, il serait nécessaire qu'ils soient évalués périodiquement et que les responsabilités soient clairement définies et évaluées. Le plus souvent sur le terrain, la réalité est tout autre. Une autre des conditions de réglementation et de lutte contre ces incongruités et dysfonctionnements est de s'assurer de l'architecture qui devrait être adaptée depuis l'accueil, particulièrement en néonatalogie, oncologie, hématologie, réanimation, permettant l'isolement pour éviter la transmission de microorganismes, avec tableau d'information des mesures d'hygiène. En outre, la gestion des anomalies est le point crucial de la démarche qualité. Ainsi, toute anomalie doit être répertoriée, toute infection quelle qu'en soit l'issue, favorable ou non, de même les erreurs thérapeutiques et la survenue de complications[15]. Toute complication devrait faire l'objet d'une enquête systématique,

---

[13] Transport des malades sans précaution par des agents de maintenance intervenant dans des tenues vestimentaires contaminées, visiteurs entrants et circulant sans contrôle réel, favorisant la transmission de germes microbiens.

[14] Les matériels, du scanner au ph mètre, à la seringue électrique doivent faire l'objet d'un nettoyage préventif, validé périodiquement et d'une maintenance préventive planifiée

[15] Aucune complication ne devrait être considérée comme : “normale“

tant pour la cellule qualité que pour le service concerné et aboutir éventuellement à des mesures conservatoires comme la fermeture de lits, ou enquêtes supplémentaires. Notons que, la « *démarche qualité* » n'est efficace que si elle est publique et réalisée en toute transparence afin d'obtenir l'adhésion de tout le personnel. Au Cameroun, la majorité des décès ou la plupart et les accidents ne donnent jamais lieu à des enquêtes approfondies sur toutes les sources possibles de contamination et causes réelles. Avec la corruption les faits sont toujours contournés et relégués au second rang.

L'hygiène de l'environnement hospitalier est fondamentale dans la surveillance et la prévention des infections nosocomiales. Mais, la prévention est aussi médicale avec : les préventions de la diffusion des bactéries multi-résistantes aux antibiotiques, des infections du site opératoire, des infections urinaires, des infections respiratoires, des infections chez les personnes âgées, des infections liée aux cathéters, des infections en pédiatrie justifiant des mesures d'isolement de malades porteurs de certaines pathologies contagieuses, des mesures d'information et de signalement chez les malades porteurs de celles-ci permettant ainsi une identification rapide des patients en cas de ré-hospitalisation. Nous conclurons cette sous partie en reconnaissant que la démarche de qualité est une démarche de progrès et elle repose sur la responsabilité de chacun des acteurs de la chaîne de soins bien qu'elle ne puisse apporter une certitude absolue d'invulnérabilité.

6.2. Responsabilités conséquentes

De façon jurisprudentielle, il est donné de se rendre compte que celle-ci fonde la sécurité sanitaire et décide le plus souvent qu'il incombe de fournir au personnel médical un matériel et des produits stériles. Et, l'introduction accidentelle d'un germe microbien dans l'organisme lors de l'intervention révèle une faute dans l'organisation ou le fonctionnement du service. De façon générale, cela affirme le principe d'une obligation de sécurité de résultat à la charge tant des établissements que des praticiens et dont ils ne peuvent se libérer qu'en rapportant la preuve d'une cause étrangère, ce qui aboutit à des condamnations conjointes en faisant référence à la faute des médecins ou même du système. Nous en voulons pour preuve le décès récent d'un médecin à l'hôpital général de douala pour lequel une enquête est en cour ou encore de la femme enceinte à l'Hôpital Laquintini. Si la prévention des nosocomiales repose en grande partie sur des mesures drastiques d'hygiène, de stérilisation et d'asepsie avec comme corollaire une obligation de sécurité-résultat, il n'en demeure pas moins que nombre de patients sont hospitalisés dans des conditions précaires d'infections, d'immunodéficience notable. Les infections nosocomiales dépassent ainsi souvent le stade des résultats opératoires et des statistiques dans les publications. Il s'agit là d'un réel problème et un sujet de santé publique, notamment en ce qui concerne les bactéries résistantes ou multi-résistantes et certaines maladies virales (V.I.H., Hépatite C). Pour l'évaluation et les procédures, elles devraient être soumises à une meilleure appréciation et à une justesse plus objective. Comme motif de procédure, nous citerons l'indemnisation ou la justice quand la responsabilité d'un établissement ou d'un acteur est susceptible d'être engagée. Les difficultés sont aussi grands surtouts avec l'apport de preuves d'une cause étrangère qui souvent compliquent les choses, ouvrant la possibilité d'examens micro-bactériologiques en série, aussi souvent inutiles que coûteux.

Pour la judiciarisation et contrairement à l'opinion qui se développe, il faut comprendre que les infections nosocomiales ne sont pas toujours synonymes de faute ou d'insuffisance. La survenue de celles-ci pourrait être aléatoire, voire même imprévisible. Par des soins effectués, elles peuvent aussi être provoquées par des soins nécessaires chez un « *porteur sain* » et/ou en déficit immunitaire[16]. Dans le domaine des infections nosocomiales, le risque 0 ne sera jamais atteint, ni même véritablement approché en raison des multiples autres causes possibles. Est-il seulement raisonnable de concevoir un hôpital comme un établissement réservé à un seul malade et dépourvu de soignants et de visiteurs ? Nous dirons non. Aussi, si les institutions de soins, les médecins ont de devoir de tout mettre en œuvre pour protéger le patient et assurer la prévention maximale des infections nosocomiales, les malades en retour et leur entourage doivent être informés sur le fait que l'acte de soins peut comporter un risque infectieux qui ne peut toujours être évité.

[16] Nous prendrons de l'avis des spécialistes le cas des patients souffrant d'un diabète, d'une insuffisant rénal, d'un cancer et soumis à un traitement antimitotique, d'un transplanté d'organe et contrôlé par immuno suppresseurs, d'un infecté par le V.I.H.

Conclusion

Les infections nosocomiales sont à la mode dans le monde et plus précisément dans les pays en développement. Malade, victime, consommateurs, hommes politiques, journalistes, juristes, sécurité sociale, assurances, agences étatiques s'y intéressent pendant que les médecins par contre se taisent alors qu'ils avaient été les premiers à ressentir ces complications infectieuses comme injustes pour leurs patients et qu'ils en avaient organisé la prévention, souvent malgré l'inertie et l'incompréhension des administrations hospitalières. Ces infections seraient plus fréquentes que celles qui surviennent à l'occasion des soins en pratique libérale, sans doute parce que l'environnement et les pathologies traitées sont souvent différentes. Mais faute de disposer de statistiques, cela n'est pas démontré en Afrique et au Cameroun. Ces infections peuvent être tout aussi graves et doivent être étudiées comme les infections hospitalières. Il faut aussi comprendre que l'infection qui survient à l'occasion des soins n'est pas toujours synonyme de faute, ni d'insuffisance dans la qualité des soins bien que les infections nosocomiales soient graves. Pouvant tuer, et générant l'inconfort, celles-ci laissent derrière elles des séquelles souvent importantes. Nécessitant pour certaines des interventions chirurgicales ou des ré-interventions, les nosocomiales alourdissent les soins et coûtent cher. Il est donc aisé de comprendre qu'un malade qui en est victime ne l'accepte pas et qu'informé ou désinformé par ce qui est dit ou écrit, il considère qu'il y a eu faute et puisse demander réparation soit à l'institution et/ou aux médecins que ce dernier rend responsables de ses malheurs. La lutte contre les infections nosocomiales devrait donc obéir à des règles de bonnes pratiques et à des règles d'hygiène hospitalière plus qu'à des directives administratives, que les institutions de santé, les acteurs de soins et dans certains cas, les malades eux-mêmes ou leurs visiteurs sont tenus d'observer. En ce qui concerne les acteurs de soins, les conditions de travail, les circonstances liées à l'urgence, le poids économique des procédures, l'insuffisance du personnel font que les règles ne soient pas constamment respectées. Les infections nosocomiales pourraient donc aisément s'inscrire dans les aléas médicaux. Pour ce qui est de l'assurance qualité, il faut organiser des moyens et protocoles de prévention pour permettre leur éradication malgré la complexité et la difficulté de détermination de l'origine par les soins.

Réferences

- Agence Nationale pour le Développement de l'Evaluation Médicale. (1996). *Le bon usage des antibiotiques à l'hôpital : Recommandations pour maîtriser le développement de la résistance bactérienne*. Paris : ANDEM.
- Anhoury, P., & Viens, G. (1994). *Gérer la qualité et les risques à l'hôpital*. Paris : Éditions ESF.
- Astagneau, P., Rioux, C., Golliot, F., & Brücker, G. (2001). Morbidity and mortality associated withsurgical site infections : results from the 1997–1999 INCISO surveillance. *Journal of Hospital Infection, 48*(4), 267-274. doi:10.1053/jhin.2001.1003
- Baudriller, N. (2001). Hygiène en médecine générale : commencer par la décontamination. *Indian Journal of Medical Microbiology*, *30*(1), 69-75.
- Bocquet, J. P. (1993). Les aspects socio-économiques et juridiques des infections nosocomiales. *Bulletin de l'académie nationale de médecine*, *177*(5), 739-747. Récupéré sur http://www.refdoc.fr/Detailnotice ?cpsidt=4889213
- Cassou, B., & Rothan-Tondeur, M. (2000). *Maîtriser les infections nosocomiales en gériatrie*. Paris : Lamarre.
- Coz-Iffenecker, A., Mallaret, M. R., & Pauzin, N. (2000). *Guide d'hygiène et soins ambulatoires.* Paris : Édition Frison Roche.
- Duneton, P., Astagneau, P., & Brücker, G. (1995). Organisation et structures de lutte contre les infections nosocomiales en 1995. *Médecine & Droit*, *1995*(11), 2-7. doi:10.1016/1246-7391(95)80034-4
- Emmerson, M. (1994). Nosocomial staphylococcal outbreaks. *Medscape*, 47-54. Récupéré sur http://www.medscape.com/medline/abstract/8047857
- Fagon, J., Chastre, J., Hance, A. J., Montravers, P., Novara, A., & Gibert, C. (1993). Nosocomial pneumonia in ventilated patients : A cohort study evaluating attributable mortality and hospital stay. *The American Journal of Medicine*, *94*(3), 281-288. doi:10.1016/0002-9343(93)90060-3
- Garo, B., & Boles, J. M. (1995). Le coût de l'infection nosocomiale en réanimation : une évaluation médicale et économique. *Réanimation Urgence,* 2, 109-122.
- Ghirlardi, G., & Büla, C. (1997). Infections nosocomiales en institutions de long séjour : épidémiologie et prévention. *Médecine et Hygiène,* 55, 893-897.
- Golliot, F., Astagneau, P., Cassou, B., Okra, N., Rothan-Tondeur, M., & Brücker, G. (2001). Nosocomial infections in geriatric long-term-care and rehabilitation facilities : exploration in the development of a risk index for epidemiological surveillance. *Infection control & hospital epidemiology*, *22*(12), 746-753. doi:10.1086/501865
- Gross P. A., Levine J. F, (1993). Infections in the elderly. *Prevention and control of nosocomial infections*, 897-922

- Gross, P. A., Neu, H. C., Aswapokee, P., Van Antwerpen, C., & Aswapokee, N. (1980). Deaths from nosocomial infections : experience in a university hospital and a community hospital. *The American journal of medicine*, *68*(2), 219-223. doi:10.1016/0002-9343(80)90357-5
- Jarvis, W. R. (1996). Selected aspects of the socioeconomic impact of nosocomial infections : morbidity, mortality, cost, and prevention. *Infection control and hospital epidemiology*, *17*(8), 552-557. doi:10.1086/647371
- Larson, E. L., Early, E., Cloonan, P., Sugrue, S., & Parides, M. (2000). An organizational climate intervention associated with increased handwashing and decreased nosocomial infections. *Behavioral medicine*, *26*(1), 14-22. doi:10.1080/08964280009595749
- Le Coutour, X., & Grandbastien, B. (1994). Le risque nosocomial. *Revue d'épidémiologie et de Santé Publique,* 399-407.
- Pittet, D. (2000). Improving compliance with hand hygiene in hospitals. *Infection control & hospital epidemiology*, *21*(6), 381-386. doi:10.1086/501777
- Pittet, D., & Boyce, J. M. (2001). Hand hygiene and patient care : pursuing the Semmelweis legacy. *The Lancet Infectious Diseases*, 1, 9-20. doi:10.1016/s1473-3099(09)70295-6
- Prieur, B., & Cassou, B. La maîtrise des infections nosocomiales à germes multi résistants dans les services de gériatrie. *Pathologie Biologie*, 46, 268-271.
- Troillet, N., & Widmer, S. A. (1999). Infections nosocomiales en pratique ambulatoire. *Swiss-Noso*, 6, 1-6.
- Wakefield, D. S., Helms, C. M., Massanari, R., Mori, M., & Pfaller, M. (1988). Cost of nosocomial infection : relative contributions of laboratory, antibiotic, and per diem costs in serious Staphylococcus aureus infections. *American Journal of Infection Control*, *16*(5), 185-192. doi:10.1016/0196-6553(88)90058-2
- Worning, A. M. (1994). Stratégies de réduction des infections nosocomiales : Un modèle pour le développement de la qualité. *Études de politique de santé*. Paris, 9-25.

Perception, connaissances et savoir faire des tradipraticiens du Cameroun sur les morsures de serpent

Désiré TCHOFFO[1], Sévilor KEKEUNOU[2], Hugues Clotaire Nana [3], Arnoux MOUAFO N.[4], Marius MVOUNKING[5], Armand S. NKWESCHEU[6]

Résumé

Le traitement des morsures de serpent est sujet à plusieurs recours thérapeutiques au sein desquels figure celui de la médecine dite traditionnelle. Les tradipraticiens, sont parfois les premiers consultés avant le transfert des patients vers les formations sanitaires. Face à l'importance du problème de morsure de serpent, le Ministère de la Santé Publique du Cameroun l'a intégré parmi les Maladies à Potentiel Epidémique dès la première semaine épidémiologique de l'année 2015. L'Organisation Mondiale de la Santé vient d'inscrire en mars 2017 ce fléau au premier rang des Maladies Tropicales Négligées. Ne pas prendre en compte l'autre tradi-pratique dans le traitement et la surveillance de ce problème de santé publique limiterait l'atteinte des objectifs du système de santé. L'objectif de cette étude descriptive est de déterminer la perception, les connaissances et le savoir-faire des tradipraticiens sur les morsures de serpent et leur prise en charge. Pour réaliser cette étude, une revue de la littérature sur les morsures de serpent à été effectuée. Un entretien semi-directif et un focus group discussion avec les tradipraticiens ont été effectués en vue d'une

[1] *Cameroon Society of Epidemiology (CaSE), Yaoundé, Cameroon*
[2] *Faculté des Sciences, Université de Yaoundé I, Yaoundé, Cameroun*
[3] Centre de Recherche sur Filarioses et Maladies Tropicales Négligées, (CREFILMT) Yaoundé, Cameroon
[4] *Faculté des Arts, Lettres et Sciences Humaines, Université de Yaoundé I, Yaoundé, Cameroun ;*
[5] *Programme Elargi de Vaccination (PEV-MINSANTE);*
[6] *Cameroon Society of Epidemiology (CaSE), Yaoundé, Cameroon*

triangulation méthodologique. Les données quantitatives obtenues ont été analysées à l'aide du logiciel SPSS, version 20 Les données qualitatives ont été retranscrites manuellement avant l'analyse du contenu. Des principaux résultats de l'étude, il est à noter que les tradipraticiens perçoivent différemment les morsures qu'ils reçoivent. Ils distinguent dans leur pratique les morsures « normales », les morsures « de mauvais sort », les morsures « de règlement de compte » et des morsures « d'avertissement ». Le traitement des morsures par les tradipraticiens varie en fonction de la représentation faite du serpent responsable du cas de morsure en présence. Les protocoles thérapeutiques des tradipraticiens intègrent l'utilisation de la pierre noire (84%), la scarification du site de morsure (91%), l'utilisation du garrot (95%), l'urino-thérapie (9%), les procédés magico-religieux au détriment du sérum antivenimeux (9%). Tous les tradipraticiens (100%) pensent qu'un partenariat entre l'autre tradi-pratique et la médecine dite moderne améliorerait le traitement et la surveillance des morsures de serpent cependant, aucun tradipraticien (0%) n'enregistre ni ne déclare les cas de morsure de serpent traités. La perception des morsures de serpent par les tradipraticiens intègre non seulement des faits explicables par la raison mais aussi des construits dont les clés de lecture réservées aux initiés, s'apparentent au paranormal. Les mesures prises par les autorités sanitaires devraient intégrer les tradipraticiens dans le système de référence / contre référence au niveau opérationnel de la pyramide sanitaire.

Mots clés : perception, tradipraticiens, morsures de serpents

Abstract

The treatment of snake bites is subject to many therapeutic resorts amongst which traditional medicine. Tradipraticians are sometimes, needed at the first step before transfer victims to conventional medicine structures. The relevance of the problem allowed the cameroonian Minister of Public Health to integrate snake bites as Potential Epidemic Disease during the first epidemiology week in *2015. Snake bites have been integrated in mars 2017 between the Tropical Neglected diseases of the World Health Organisation. It means that, to reach sanity goals, the traditional medicine ought to be taken in consideration. The main objective of this descriptive study is to determine perception, knowledge and know-how of traditional healers as snake bites are concerned and their method of taking victims in charge. This study was realized thanks to a literature revue on snake bites. Furthermore, interview and focus group with traditional healers have been organized with the aim to make a methodological triangulation. Quantitative data was analyzed thanks to SPSS whereas qualitative data was analyzed manually before contain analysis. Amongst relevant results, it's established that, traditional healers perceived snake bites differently. They distinguish ''normal'' bites, ''bas spell'' bites, ''settling of scores'' bites and ''warning'' bites. The treatment of snake bites by traditional healers depend of the representation of the snake which is responsible for the bite. The therapeutic protocol or method used by traditional healers integrate black stone (84%), scarification of the location of bite (91%), the use of tourniquet (95%), the healing through urine (9%), religious and magic processes instead of antivenom serum (9%). All them (100%) think that, a partnership between conventional and traditional medicine could ameliorate the treatment and insure the better control of snake bites. Nevertheless, none of them (0%) register nor declare snake bites cases cured.*

Key-words : *perception, tradipraticians, snakebites*

Introduction

La carence en Sérum Anti Venimeux (SAV) dans le monde en général et en Afrique en particulier, a propulsé le taux de victimes à plus de 5 600 000 ; 3 110 000 amputations et 101 000 décès par an. (Chippaux, 2009a) Cette réalité pousse l'OMS à souligner la crise mondiale de la carence en sérum antivenimeux depuis 2007 (OMS, 2007). Le nombre de victimes de morsures de serpents en Afrique subsaharienne est de 1,5 million (IRD, 2011). Autrefois intégrées dans le grand groupe des envenimations, les morsures de serpents font désormais partie des Maladies à Potentiel Epidémique (MAPE) sous surveillance hebdomadaire à tous les niveaux de la pyramide sanitaire du Cameroun depuis l'année 2015 (MINSANTE, 2015). La médecine traditionnelle est rependue en Afrique et considérablement utilisé en cas de morsure de serpent. Les études menées dans plusieurs pays africains montrent que 85% de morsure de serpent au Sénégal (Chippaux & Diallo, 2002) ; (Chippaux, et *al.*,

2005), 80% au Benin (Chippaux, 2002) et en Guinée (Baldé, et *al.*, 2005) et 70% au Kenya (Snow, et *al.*, 1994) ont été exclusivement traités par les tradipraticiens.

Au cours de l'année 2015 au Cameroun, les chiffres font état de 2 478 cas de morsures suivis de 42 décès (MINSANTE, 2016). Dans la Région du Centre, au cours de la même période, l'on a enregistré un effectif de 608 cas avec 4 décès déclarés (DRSP, 2016). En 2009, l'Organisation Mondiale de la Santé (OMS) avait intégré les morsures de serpents au sein de la liste des MTN (Maladies Tropicales Négligées) (OMS, 2010). Le traitement des cas de morsures de serpent, lui aussi est sujet à plusieurs recours thérapeutiques au sein desquels figure la tradipratique (l'ethnomédecine). La thérapie proposée par la médecine dite conventionnelle bien qu'efficace, connaît des limites eu égards à la couverture territoriale en termes de sérums antivenimeux ; à la surveillance des cas des morsures dues à l'éloignement des habitations ; à l'inaccessibilité des routes etc. A cet effet, plusieurs cas demeurent non déclarés et tronquent ainsi le nombre total des cas de morsures. Aucune étude n'a jusqu'ici apprécié les actions ou les fondements d'activités de traitement des cas de morsures de serpent menées par les tradipraticiens dans notre contexte. Les tradipraticiens sont la plupart du temps, consultés au premier chef avant le transfert des patients vers les formations sanitaires. Ce choix s'expliquerait par la proximité du traitant, sa disponibilité, la durée et l'efficacité du traitement administré. Ceux-ci, bien que posant des actes salvateurs, n'enregistrent presque pas les cas traités ou référés dans les hôpitaux du fait de l'acceptation mitigée de leur méthode de traitement. Comment les tradipraticiens perçoivent-ils les morsures de serpent et leur traitement ? Que proposent-ils à propos de la mise sur pied d'une approche concertée au sein du système de surveillance des cas de morsures de serpents ? L'objectif visé par cette étude est de déterminer la perception, les connaissances et le savoir-faire des tradipraticiens sur les morsures de serpent et leur prise en charge.

Materiel et méthodes

1. Sites d'études

La présente étude a été menée de janvier à décembre 2016 au sein des districts de la région du Centre. La région du Centre dont le chef-lieu est Yaoundé, capitale politique du Cameroun est un cadre urbano-rural inféodé au domaine forestier équatorial est caractérisée par l'absence d'une véritable politique foncière. Ceci s'identifie par le non-respect des normes de construction de l'habitat. Cette région est la plus peuplée du Cameroun avec 4 098 592 habitants et une densité de 51,1 habitants au Km^2. (INS, 2010 ; DRSPC, 2016). La carte sanitaire une regroupe un ensemble de 789 formations sanitaires des secteurs publics, privés laïcs et privés confessionnels, réparties aux différents niveaux de la pyramide sanitaire. L'essentiel des formations sanitaires de référence se trouve à Yaoundé (Hôpital de la CNPS, CHU, Hôpital Central de Yaoundé, Hôpital Général, Hôpital militaire, Hôpital Gynéco-obstétrique et pédiatrique). Cette région regroupe 30 des 179 districts de santé que compte le pays (MINSANTE, 2010). A ce réseau de la médecine moderne, se développe celui de la médecine traditionnelle (ethnomédecine) en cours d'organisation et le plus souvent, installé au sein des domiciles de principaux praticiens.

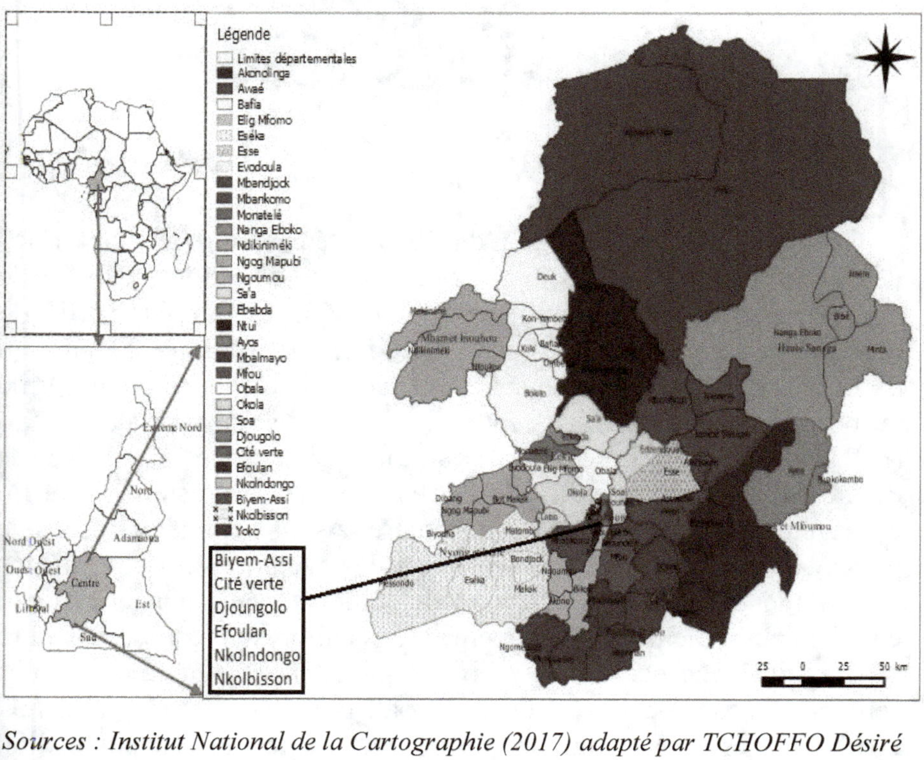

Sources : Institut National de la Cartographie (2017) adapté par TCHOFFO Désiré

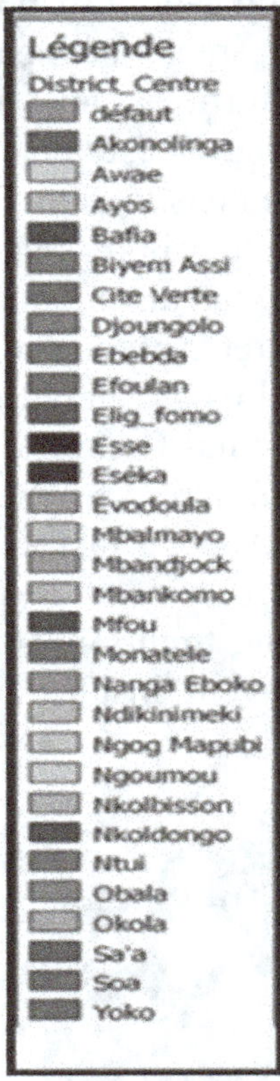

Population 2015	cas Cumulés
92 818	13
20 953	10
45 005	9
197 911	49
349 596	14
348 780	10
726 071	38
28 180	14
332 996	45
21 313	18
103 306	9
34 366	18
24 924	11
152 926	9
53 903	0
26 779	2
70 542	34
48 707	37
78 442	17
51 244	0
67 899	17
51 053	0
107 748	35
629 525	35
106 415	32
116 360	23
67 572	40
70 184	55
40 340	3
32 733	11
4 098 592	608

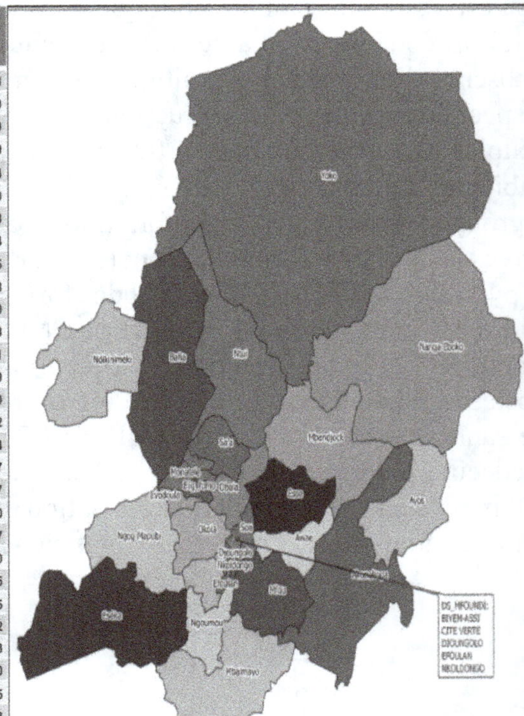

Répartition par district des cas de morsure de serpent déclarés en 2015 (DRSPC, 2016)

Géographiquement, la région du Centre s'étend entre le 10ᵉ et le 15ᵉ degré de longitude Est et, le 3ᵉ et le 6ᵉ degré de latitude Nord. Elle couvre une superficie continentale de 68 953Km² et fait partie du plateau Sud-camerounais ; vaste plate-forme cristalline de 650 m d'altitude moyenne, appartenant à cette ceinture de plateaux qui forme la bordure occidentale et septentrionale de la cuvette du Congo (MINEPAT, 2010). En dépit des variations climatiques observées ces dernières années, la région du Centre est souvent caractérisée par un climat équatorial de type guinéen à quatre saisons dont deux saisons de pluies (de mars à juin et de septembre à novembre) et deux saisons sèches (de décembre à février et de juillet à août). Un climat qui convient aussi bien au développement des cultures pérennes, de contre saison, ainsi que des cultures vivrières, qui favorisent la survie des serpents. La cacao-culture est la principale culture de base (MINEPAT, 2010). Le réseau hydrographique de cette région est constitué d'un ensemble de rivières permanentes et reste marqué par la présence des grands fleuves tels que la Sanaga (918 km) et le Nyong (800km). Ces diverses caractéristiques de l'environnement offrent aux reptiles un biotope propice au développement de plusieurs espèces de serpent. On y retrouve les espèces des deux grandes familles existantes au Cameroun : les scolecophidiens et les alethinophidiens (Gonwouo et al, 2005). La région du Centre a été choisi comme lieu d'étude parce qu'elle regorge une diversité de praticiens des deux formes de médecine en présence (conventionnelle et traditionnelle ou locale) intégrant dans leur pratique aussi bien la prise en charge des victimes de morsures de serpent que celle des affections courantes. Ces praticiens interviennent avec des approches différentes sur les cas de morsures pour lesquels ils sont sollicités. Cette région regorge diverses espèces de serpent d'intérêt médical ou non pouvant être responsable des cas de morsures fréquemment rencontrées. C'est également dans cette région que les tradipraticiens viennent chaque année mener des activités cadrant avec la journée africaine de la médecine traditionnelle.

2. Population d'etude

Les individus concernés par cette étude descriptive mixte sont les tradipraticiens ressortissants de différentes aires culturelles du Cameroun.

3. Méthodologie

3.1. Echantillonnage

Un échantillon de 43 tradipraticiens a été constitué suivant les techniques plus bas-décrites. Concernant l'approche quantitative et qualitative des variables traitées, 36 des 43 enquêtés ont été interrogés à la première phase et 7 à la seconde phase de cette recherche. Les 04 informateurs clés tous issus des précédents groupes d'enquêtés, ont fait l'objet du Focus Group Discussion à la troisième phase de l'enquête. Cette recherche a utilisé la méthode différentielle et un mélange de trois techniques non probabilistes : la technique d'échantillonnage non probabiliste de convenance ; l'échantillonnage boule de neige ainsi que l'échantillonnage « typique » ou « raisonné ». Ces techniques ont permis de mener des observations au sein de la population cible aux différentes phases du processus de collecte des données plus bas décrites.

3.2. Outils de collecte des données

Un guide d'entretien comportant 34 questions subdivisées en 04 parties a été utilisé lors des entretiens semi-structurés. Un dictaphone a été utilisé lors du Focus Group Discussion.

3.3. Collecte des données

Elle s'est ainsi faite en trois phases :

Au cours de la première phase, les enquêtés ont été interrogés à l'occasion du traditionnel regroupement des tradipraticiens du pays au campus de la Faculté de Médecine et des Sciences Biomédicales de de l'Université de Yaoundé I lors de la journée africaine de médecine traditionnelle célébrée le 31 août de chaque Année. Dans ce premier temps, des entretiens semi-structurés dont l'objet était d'explorer l'opinion des informateurs sur les morsures de serpents ont été organisés. Ils avaient pour thème les généralités sur les morsures ; les espèces de serpents présents au Cameroun et leur dangerosité ; le traitement des morsures et les représentations sociales du serpent ; les moyens de surveillance épidémiologique et de collaboration entre la médecine dite conventionnelle et celle dite alternative.

A la seconde phase, les informateurs de la première phase ont donné des orientations permettant de retrouver d'autres tradipraticiens absents à cette journée d'échange. Ces derniers ont été retrouvés puis interrogés au sein de leurs domiciles, servant de laboratoire et de cadre de traitement des clients. C'est à ce moment que des entretiens approfondis ont été organisés avec les informateurs retrouvés lors de la visite de terrain. L'objectif de ces entretiens était d'approfondir le débat sur la prise en charge des morsures de serpent afin de comprendre les forces et les faiblesses des méthodes de traitement relatives aux catégorisations de morsures telles que présentées par les tradipraticiens.

A la troisième phase, un groupe de discussion focalisé a été organisé avec les informateurs clés issus du groupe des enquêtés interrogés au cours des phases précédentes. Ce focus group discussion quant à lui, a permis de distinguer les convergences et les divergences d'opinions quant au traitement des morsures de serpents. A cet effet, les acteurs de la tradipratique sont certains quant aux raisons, aux moments, aux lieux et aux types des morsures de serpents. Pour eux, elles vont au-delà d'un simple acte de morsure et intègrent le phénomène magico-religieux.

Pour cela, le traitement se fait différemment et spécifiquement selon l'ethnobotanique du milieu. La revue documentaire a impliqué la collecte et l'examen des données secondaires des sources préexistantes, notamment les articles scientifiques, les rapports d'activités de formation ou de prise en charge menées. La triangulation des données a été effectuée afin de vérifier la précision des informations en recoupant les éléments de réponses issues de plusieurs sources de données dont la revue de la littérature, les entretiens et le focus group discussion.

3.4. Analyse des données

L'analyse des données (statistique, contenu des informations et documents) a consisté en un processus systématique qui consistait à organiser et à classer les informations recueillies sous forme de thème et de tableaux ; à les résumer et à comparer les résultats. Elle a été faite manuellement pour les données qualitatives et à l'aide du logiciel SPSS pour les données quantitatives.

3.5. Considérations éthiques

La collecte de données se déroulant au sein des districts de la région du Centre, La clairance éthique du Comité Régional d'Ethique de la Recherche en Sciences Humaines du Centre (CRERSHC) ainsi que l'autorisation administrative du délégué régional de la Santé Publique du Centre ont été obtenues. La notice d'information aux répondants leur précisant le caractère scientifique de l'étude a précédé l'obtention de leurs consentements éclairés. L'anonymat et la confidentialité des réponses ont été respectés.

Résultats

Construits autour des morsures de serpent

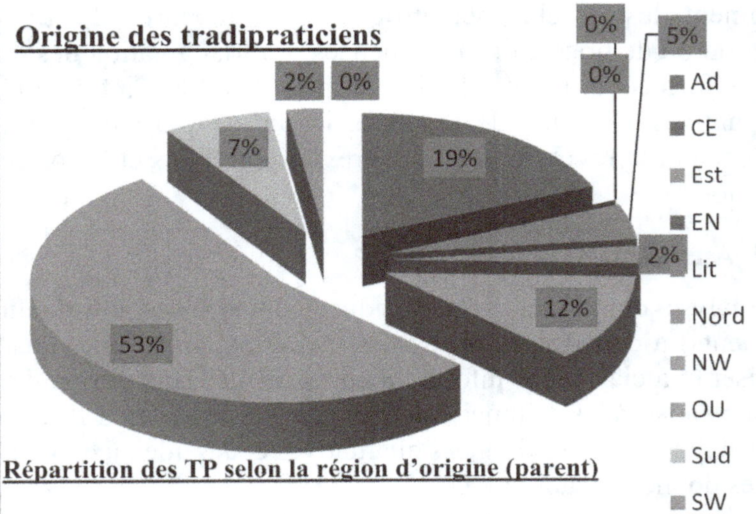

Répartition des TP selon la région d'origine (parent)

Les enquêtés sont majoritairement originaire de l'Ouest-Cameroun (53%).

Les morsures de serpents telles que perçues par les tradipraticiens, sont la manifestation d'un mauvais sort et d'une inattention. C'est pour cette raison que leur traitement est général pour toute morsure et spécifique quant au type, au moment de survenu, au lieu de la morsure et à l'espèce de serpent. Dans cet ordre d'idée, par rapport au type de morsure, les tradipraticiens distinguent les morsures dites accidentelles (morsures reflexes) ; les morsures dites défensives (provoquées) ; les morsures agressives (morsures d'attaque). Concernant le moment de survenu l'on distingue les morsures de jour dite morsures simples et celles de nuit dites morsures téléguidées ou « morsures ciblées ». Quant aux lieux de morsure, les morsures survenant en brousse ou sur le long de la route sont taxées de morsures normales par rapport à celles survenant à domicile ou au bureau appelées morsures anormales. Parlant d'espèces de serpents responsables des morsures, les tradi-thérapeutes font une démarcation entre les morsures effectuées par le serpent « animal reptile ou ordinaire » et le serpent « personne incarné ou extraordinaire » responsable des morsures dites mystiques. L'un des signes d'identification de cette catégorie de serpent dans l'environnement serait la prolifération des blattes ou des souris au sein des domiciles ou des bureaux. Pour trois de nos informateurs, ce dernier type de serpent « *n'a pas de compagnie car il marche toujours seul et on ne le voit presque pas* ». Ceci pour signifier qu'il est un animal solitaire et dans la culture ambiante, un être seul est un danger pour la société. Les traitements dans cette tradi-pratique varient en fonction de la perception faite du cas de figure en présence. La démarche utilisée dans le cadre de cette étude, montre en majorité des convergences thérapeutiques en termes de résultats.

Connaissance des tradipraticiens sur les morsures de serpent et leur traitement.

Sur le total des quarante-trois (43) tradipraticiens interrogés, tous (100%) ont reconnu les espèces de serpents qui leur ont été présentées. Ces espèces étaient constituées des serpents non venimeux et inoffensifs (serpents aveugles ou « serpent à deux têtes », serpent fouisseurs), des serpents non venimeux mais dangereux (python) et des serpents venimeux (vipères, mambas, cobras), regroupés sur des planches du guide pour la prise en charge des serpents venimeux en Afrique Centrale et de l'Ouest.

EXEMPLES DE SERPENT CONNU DES TRADIPRATICIENS

Serpent venimeux

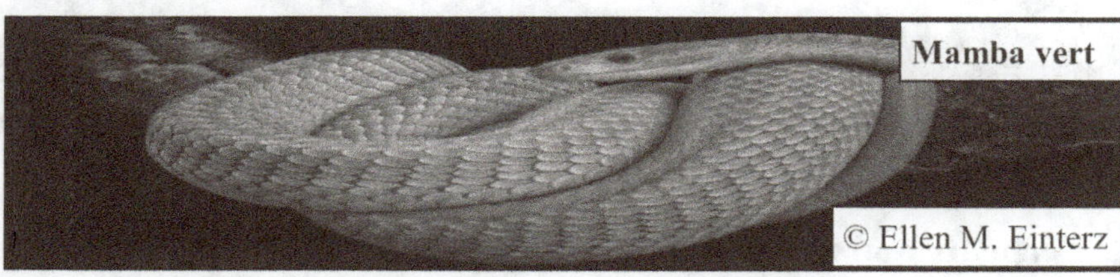

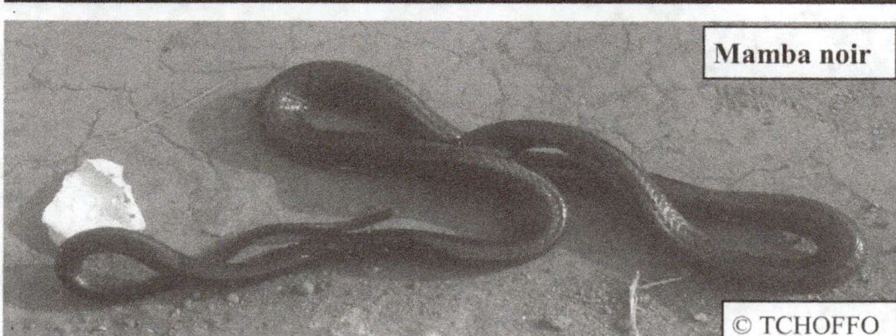

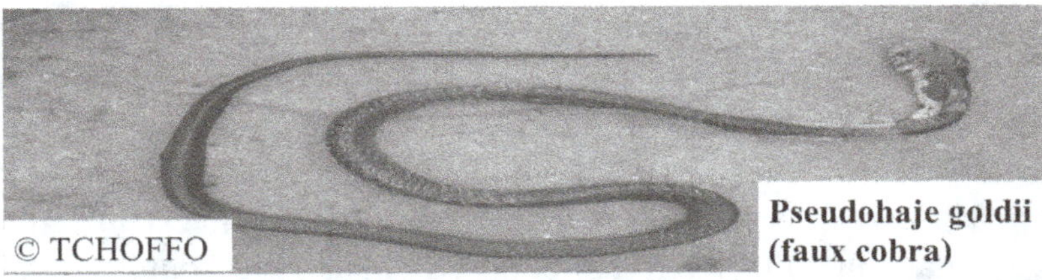

© TCHOFFO

Pseudohaje goldii (faux cobra)

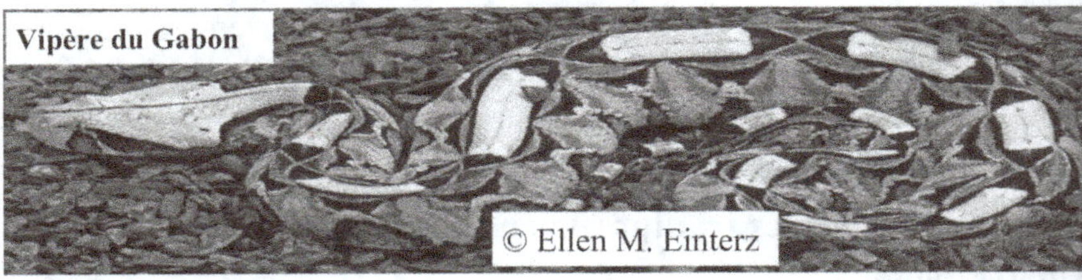

Vipère du Gabon

© Ellen M. Einterz

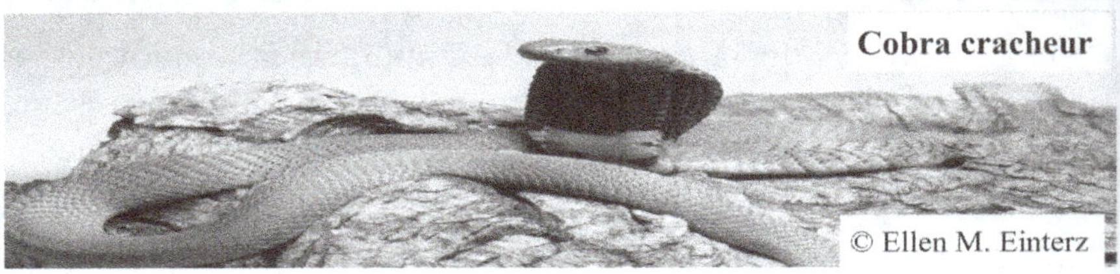

Cobra cracheur

© Ellen M. Einterz

Serpent non venimeux et non dangereux

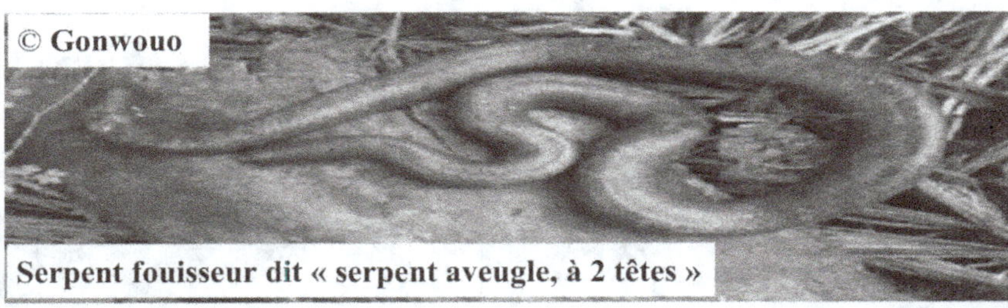

© Gonwouo

Serpent fouisseur dit « serpent aveugle, à 2 têtes »

Serpents non venimeux mais dangereux

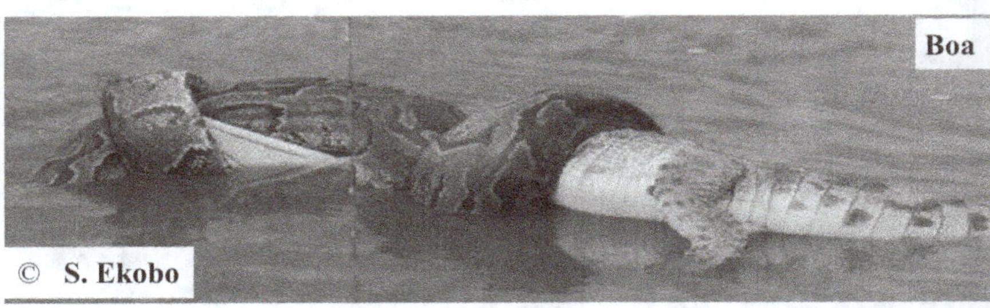

Boa

© S. Ekobo

Les tradipraticiens font majoritairement usage de la pierre noire (84%) qui selon eux est à mesure de stabiliser la migration vasculaire du venin dès la morsure ou à l'arrivée de la victime. Pour certains, chaque famille devrait posséder cette pierre noire afin de sauver les victimes de morsures sur le caractère inopiné et dangereux de la morsure avant tout déplacement vers un tradipraticien ou un centre de santé.

Une polémique s'est imposée entre tradipraticiens lors du Focus Group Discussion, en ce qui concerne le traitement par l'urine après morsure de serpent. Ainsi, les avis sont partagés et seuls 09% prescrivent la consommation de l'urine humaine immédiatement après la morsure. Toutefois, ils sont tous unanimes sur la nécessité de consommer une boisson quelconque le plus tôt possible après morsure de serpent. D'autres déclarent que le serpent est un animal dangereux pour l'homme. C'est pour cette raison qu'ils affirment que « la première intention lorsqu'on voit un serpent, c'est de le tuer immédiatement ». Le serpent est d'autant plus sacré que dans certaines aires culturelles (béti), seuls les adultes en consomment.

En matière de thérapie, tous (100%) les tradipraticiens interrogés traitent assez différemment les morsures par rapport à la biomédecine. Il existe un traitement psychologique qui permet de mettre en confiance le patient et stabiliser son agitation. A propos, un informateur déclare :

> *« Dès l'arrivée d'une victime de morsure de serpent, le fait de l'allonger à même le sol et de sauter pour le traverser neuf fois de suite n'influence en rien la migration du venin mais permet tout de même de le rassurer car cette pratique lui procure psychologiquement la confiance qu'il ne va pas mourir puisque sa situation est sous contrôle. Ceci vise surtout l'obtention de sa coopération au traitement à proposer, la stabilisation de son agitation, son stress et son angoisse ».*

Le traitement phytothérapique quant à lui, consiste en l'utilisation des plantes herbivores et carnivores antivenimeuses pour soigner toute morsure. Le traitement aromathérapique privilégie l'usage de l'huile des plantes à odeur pour guérir et prévenir les morsures de serpents. Le traitement magico-religieux y est inclus pour la simple raison que toutes les morsures de serpent ne sont pas accidentelles, ni défensives : certaines sont agressives, d'autres encore sont mystiques et résultent du désaccord, de la haine, de l'envie, d'un avertissement voire d'un règlement de compte. Les informateurs les nomment « *serpents sorciers, nocturnes, invisibles et inhumains* » Ces derniers éléments ont été qualifiés de « raison de morsures lâches » par les tradipraticiens.

Outils de traitement

Les outils de traitement lors d'une morsure de serpent varient selon le milieu. Il faut noter que 95% utilisent le garrot et le conseillent lors d'une morsure à la population. Il n'existe pas de garrot type mais tout ce qui peut bien serrer afin d'empêcher la progression du venin. Par ailleurs, 91% de ces tradipraticiens scarifient le site de la morsure à l'aide d'une lame de rasoir, d'un morceau de bois limé, des dents de serpent ou de tout autre instrument tranchant de substitution. L'objectif visé étant de faire saigner le « *mauvais sang contaminé de venin* ». Aussi, la matière première de fabrication des antivenimeux énoncée par les tradipraticiens vient du serpent lui-même et de sa tête plus précisément.

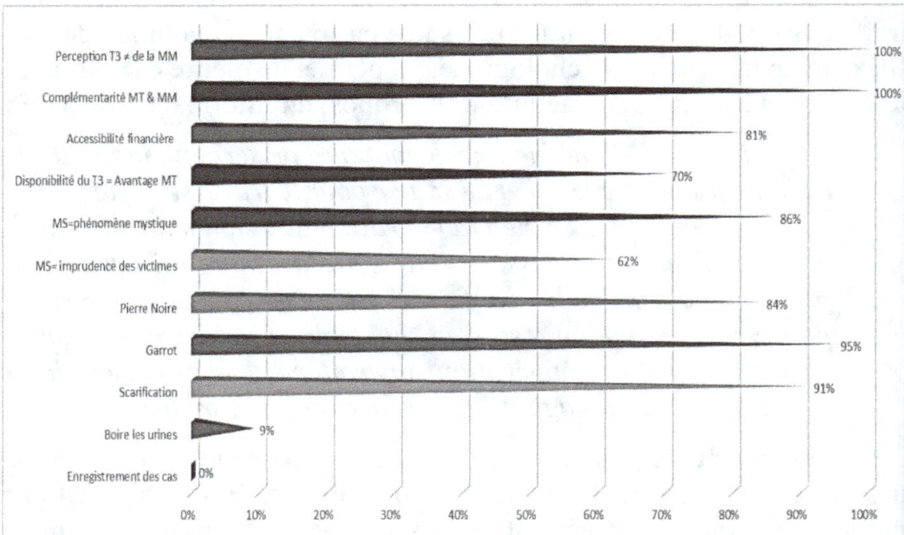

Savoir et savoir-faire des tradipraticiens face aux morsures de serpent

Comportements des tradipraticiens face aux morsures de serpent

Partenariat médecine traditionnelle et biomédecine

La collaboration médecine traditionnelle-biomédecine est plus ou moins souhaitée par les acteurs de la tradipratique. Il se note que 65% de tradipraticiens sont d'avis pour une collaboration avec la biomédecine sur des aspects bien précis tels que le partage de l'expérience avec le personnel de la médecine dite moderne ; à l'exemple du Mali. La mise sur pied d'un partenariat entre biomédecine et médecine dite non conventionnelle pouvant contribuer à la réduction des amputations suite aux morsures de serpents, la réduction des décès suite aux morsures mystiques, la réduction des décès liés au manque du SAV et surtout la détection et la déclaration des cas reçu par ces derniers. Aussi, ces tradipraticiens proposent-ils une organisation des tradipraticiens par spécialité (domaines de prédilection, initiation, révélation, don) comme préalable à l'enregistrement des patients reçus. Ceci peut être vérifiable par le témoignage des patients traités en cas de besoin. En outre, ils déplorent le non-enregistrement des cas de morsures de serpent car aucun (0%) n'a déjà été enregistrés ou déclarés parmi les victimes qu'ils ont souvent traitées.

Discussion

Les tradipraticiens perçoivent différemment les morsures de serpent de la conception faite par la médecine moderne de cette réalité. De ce fait, la catégorisation faite des morsures de serpent par les tradipraticiens laisse entrevoir les morsures défensives ou provoquées, les morsures agressives, les morsures accidentelles, les morsures mystiques (lâches, d'avertissement, de règlement de compte, de haine/jalousie). Par contre, dans le cadre de la médecine moderne, les circonstances qui contribuent à la rencontre entre l'homme et le serpent aboutissant à l'incidence des morsures sont de deux ordres : le comportement du serpent et l'activité humaine (Chippaux, 2009). Une morsure de serpent constitue un risque professionnel, environnemental ou domestique qui contribue davantage à l'appauvrissement des communautés africaines. (Gutiérrez, et *al.*, 2013) En Afrique, deux familles de serpents venimeux sont responsables de la plupart des accidents : les Elapidae (cobras et mambas) et les Viperidaes (vipères) dont les venins sont responsables d'importants déséquilibres organiques (Chippaux, Baldé, Sessinou, Boiro, & Massougbodji, 2015).

Les tradipraticiens distinguent la morsure venimeuse de serpent de la morsure non venimeuse, bien que les mêmes schémas thérapeutiques soient le plus souvent utilisés pour justifier les sommes déboursées par les victimes. Le diagnostic de l'envenimation ou non après morsure de serpent semble se poser aisément chez les tradipraticiens et se détermine sur la base du lieu de morsure, du site, du degré de morsure, du type de morsure, du moment de morsure ainsi que du comportement de la victime. Cependant la complexité des cas de figure fait que dans la biomédecine, le diagnostic et le traitement des morsures venimeuses soient souvent difficile à appréhender par le clinicien respectivement à cause du manque d'information fournis par la victime et de la non-fourniture des formations sanitaires en Sérum Anti Venimeux. (Hifumi, et al., 2015). A cela s'ajoute le faible niveau de connaissance des soignants de la médecine moderne appréciée à 5,8 / 20 de moyenne à l'évaluation diagnostique des participants avant la formation internationale sur la prise en charge des morsures de serpent au Cameroun en 2015. (MINSANTE, 2015).

Certains schémas thérapeutiques utilisés par les tradipraticiens offrent des points de convergence avec les objectifs de traitement préconisés par la médecine dite moderne. Dans cet ordre d'idée, les traitements psychologiques qu'effectuent ces derniers visant à mettre en confiance le patient cadrent avec l'objectif de rassurer le patient et de calmer son agitation recherchée chez les victimes de morsure de serpent dans le cadre de la médecine dite moderne. A ce sujet, la rassurance et l'immobilisation de la partie mordue constitue une étape de la prise en charge d'une victime de morsure pouvant limiter la migration du venin face à une morsure venimeuse (Einterz, 2015). Les traitements antivenimeux, phytothérapique, aromathérapique et magico-religieux administrés par les tradipraticiens seraient bien acceptés et appréciés de la population car les outils thérapeutiques utilisés par ces derniers sont non seulement disponibles et économiques, mais aussi demeurent identifiables dans l'environnement culturel des victimes. Ce qui donne un confort psychologique indispensable pour la guérison du patient. Toute fois ces approches thérapeutiques semblent n'être efficaces que pour les morsures non venimeuses majoritairement rencontrées ou pour les morsures à envenimation légère. Parmi les espèces de serpents connues au Cameroun, seul 22% présentent à des degrés divers un danger pour l'homme et le nombre de serpents hautement venimeux dont la morsure peut être mortelle est encore plus restreint (Gonwouo, et al., 2005). Dans cet ordre d'idée, le nombre d'espèces hautement venimeuses dont la morsure peut être mortelle est très réduit (Chippaux 2011).

Dans plusieurs aires culturelles, les procédés de la tradi-pratique trouvent leur place dans le traitement des victimes de morsure de serpent. L'emploi des plantes pour les morsures de serpent renvoie à trois effets différents : préventif, curatif et de charme (Ekobo, 2015). Le bisbenzylisoquinoline, alcaloïde isolé de la « stéphania epharantha Hayata » a été proposé comme une thérapie alternative au sérum antivenimeux au japon grâce à ses vertus dans l'inflammation et la douleur causée par la morsure de serpent (Hifumi, et *al*., 2011). En Amérique du Sud, le « Polygala senega » est une plante utilisée par les Indiens pour guérir les morsures de serpents venimeux tandis qu'au sein de beaucoup des villages d'Afrique Centrale les habitants croient à la pierre noire comme un remède qui soigne les morsures par absorption du venin inoculé (Ekobo, 2015). Cependant au sein des études menées pour tester l'efficacité de la pierre noire en cas de morsure de serpent, aucune n'a prouvé l'efficacité de la pierre noire sur l'envenimation ophidienne (Chippaux, et *al.,* 2005) (Chippaux., 2006). En admettant que le seul traitement efficace soit l'injection du sérum antivenimeux par voie veineuse le plus rapidement possible après la morsure de serpent, afin de neutraliser la substance toxique (Gutiérrez, et *al.,* 2014), toutes les manœuvres de la tradi-pratique seraient sans suite favorables voire dangereuses en cas de morsure venimeuse de serpent. En Afrique, les soins telle la scarification, le garrot et la cautérisation constituent des traitements de première ligne dont l'efficacité est incertaine voire préjudiciable (Hifumi, et *al*., 2015 ; Chippaux, 2009).

Conclusion

Au terme de cette étude descriptive dont l'objectif était de déterminer la perception, les connaissances et le savoir-faire des tradipraticiens sur les morsures de serpent et leur prise en charge au Cameroun, plusieurs constats sont faits sur les représentations socio-culturelles de cette réalité chez les tradipraticiens. D'aucuns pensent que le serpent est tout d'abord un reptile qui, en tant qu'être vivant dans la nature, doit se défendre et lutter pour sa survie. Par conséquent, sa morsure peut être accidentelle, défensive ou agressive. Bien qu'il soit considéré comme animal comestible, la chair du serpent est appréciée et conseillée par les tradipraticiens à l'exception de sa tête jugée contenir du venin et utilisée pour fabriquer l'antivenimeux. Le serpent est un animal qui peut être à la fois « naturel » et « mystique », à craindre parce qu'il traine avec lui plusieurs autres animaux tels que les blattes et les souris, qui sont des animaux dont la présence est nocive pour l'environnement des habitations. La considération partielle de l'autre tradipratique dans le traitement et la surveillance épidémiologique de ce problème de santé publique limiterait l'atteinte des objectifs du système de santé au Cameroun. Les morsures de serpent seraient assimilables à un projet où chaque partie devrait jouer son rôle afin de rendre complémentaire le traitement, et de produire des indicateurs à la base d'un profil épidémiologique proche des réalités contextuelles.

Références bibliographiques

- Baldé, M. C., Camara, A. M., Bah, H., Barry, A., K. (2005). Incidence des morsures de serpent : Enquête communautaire dans la collectivité rurale de développement (CRD) de Frilguiagbé (République de Guinée). *Bulletin de la Société de Pathologie Exotique,* 283–284.
- Chippaux, J. P. (2002). Epidémiologie des morsures de serpent au Bénin. *Bulletin de la Société de pathologie Exotique, 95(*3), 172-174. Récupéré sur http://horizon.documentation.ird.fr/exl-doc/pleins_textes/divers09-06/010029383.pdf
- Chippaux, J. P. (2006). *Les serpents d'Afrique occidentale et centrale.* Paris : Institut de Recherche pour le Développement Éditions.
- Chippaux, J. P., & Diallo, A. (2002). Evaluation de l'incidence des morsures de serpent en zone de sahel sénégalais, l'exemple de Niakhar. *Bulletin de la Société de Pathologie Exotique*, *95*(3), 151-153. Récupéré sur https://www.researchgate.net/
- Chippaux, J. P., Vieillefosse, S., Sall, O., Mafouta, R., & Diallo. (2005). Evaluation de l'incidence des morsures de serpent au Sénégal. *Bulletin de la Société de pathologie Exotique, 277*(82), 98.

- Chippaux, J., Baldé, M., Sessinou, E., Boiro, M. Y., & Massougbodji, A. (2015). Évaluation d'un nouvel anti venin polyvalent contre les envenimations ophidiennes (Inoserp Panafricain) dans deux contextes épidémiologiques : le Nord Bénin et la Guinée Maritime. *Médecine et santé tropicales*, *25*(1), 56-64. doi:10.1684/mst.2014.0413
- Chippaux, J. (2009). Incidence mondiale et prise en charge des envenimations ophidiennes et scorpioniques. *Médecine/sciences*, *25*(2), 197-200. doi:10.1051/medsci/2009252197
- Chippaux, J. (2011). Estimate of the burden of snakebites in sub-Saharan Africa : A meta-analytic approach. *Toxicon, 57(*4), 586-599. doi:10.1016/j.toxicon.2010.12.022
- Chippaux, J. R. (2009). Snakebite in Africa. *Handbook of venoms and toxins of reptiles*, 453-473. doi:10.1201/9781420008661.ch22
- Direction Régionale de la Santé Publique. (2016). *Synthèse régionale des maladies à potentiel épidémique*. Yaoundé : DRSP.
- Einterz, E. M. (2015). Prise en charge des morsures de serpents au Cameroun. *formation sur la prise en charge des morsures de serpents au Cameroun.* Yaoundé : CaSE.
- Ekobo, S., (2015, Décembre). Introduction générale sur l'état des lieux de la prise en charge des morsures de serpents au Cameroun. Yaoundé, Centre, Cameroun.
- Gonwouo, N., LeBreton, M., Chirio, L., Ngassam, P., Ngoa, E. L., & Dzikouk, G. (2005). Répartition biogéographique des serpents venimeux au Cameroun. *Bulletin de la Société de Pathologie Exotique, 98*(4), 297-301. Récupéré sur http://www.pathexo.fr/documents/articles-bull/T98-4-2752-14-5p.pdf
- Gutiérrez, J. M., Burnouf, T., Harrison, R. A., Calvete, J. J., Kuch, U., & Warrell, D. A. (2014). A multicomponent strategy to improve the availability of antivenom for treating snakebite envenoming. *Bulletin of the World Health Organization, 92*(7), 526-532. doi:10.2471/blt.13.132431
- Gutiérrez, J. M., Warrell, D. A., Williams, D. J., Jensen, S., Brown, N., & Calvete, J. J. (2013). The need for full integration of snakebite envenoming within a global strategy to combat the neglected tropical diseases : the way forward. *PLoS Neglected Tropical Diseases*, *7*(6), e2162. doi:10.1371/journal.pntd.0002162
- Hifumi, T., Yamamoto, A., Morokuma, K., Ogasawara, T., Kiriu, T., & Hasegawa, E. (2011). Surveillance of the clinical use of mamushi (Gloydius blomhoffii) antivenom in tertiary care centers in Japan. *Japanese Journal of Infectious Diseases, 373*(6), 64.
- Hifumi, T., Sakai, A., Kondo, Y., Yamamoto, A., Morine, N., Ato, M., … Kuroda, Y. (2015). Venomous snake bites : clinical diagnosis and treatment. *Journal of Intensive Care*, *3*(1). doi:10.1186/s40560-015-0081-8

- Institut de Recherche pour le Développement. (2011). *Morsures de serpents : un problème de santé publique en Afrique*. France : IRD.
- Ministère de la Santé. (2015). *Formation sur la prise en charge des victimes de morsure de serpent au Cameroun.* Yaoundé : MINSANTE.
- Ministère de la Santé. (2016). *Synthèse nationale des maladies à potentiel épidémiologique*. Yaoundé : MINSANTE.
- Organisation Mondiale de la Santé. (2007*). L'OMS prévoit d'accroitre l'accès au traitement pour les victimes de morsures d'animaux enragés et de serpents*. Repéré sur http://www.who.int/mediacentre/news/notes/2007/np01/fr/
- Organisation Mondiale de la Santé. (2010). *Les morsures de serpent classées Maladies Tropicales Négligées*. Repéré à https://www.ladepeche.fr/article/2017/06/26/2601184-les-morsures-de-serpents-sssx-maladies-tropicales-negligees.html
- Snow, R. W., Bronzan, R., Roques, T., Nyamawi, C., Murphy, S., & Marsh, K. (1994). The prevalence and morbidity of snake bite and treatment-seeking behaviour among a rural Kenyan population. *Annals of Tropical Medicine & Parasitology*, *88*(6), 665-671. doi:10.1080/00034983.1994.11812919

L'hôpital au Cameroun : espace thérapeutique ou espace pathogène ?

Désiré Francis KEUBOU[1]

Résumé

A la recherche des soins, certaines circonstances amènent des patients à s'infecter dans des structures hospitalières. Cette situation donne lieu à une infection nosocomiale. Les précédents travaux ont fait le point sur la typologie des déchets hospitaliers mais n'ont pas décrit les conditions d'hygiène des patients hospitalisés. L'objectif de cet article estd'étudier le mode de vie des patients internés à « l'hôpital chinois » de Mbalmayo pour explorer les facteurs prédisposant à une infection nosocomiale. La question de recherche est celle de savoir pourquoi l'hôpital qui est un espace thérapeutique devient un espace pathogène pour les patients hospitalisés ? Effectuée au mois de mars 2016, la collecte des données pour cette étude a mobilisé les techniques usuelles en recherche qualitative (entretien individuel approfondi, observation directe). Les données retranscrites ont été traitées avec la technique de l'analyse de contenu. La théorie du structuralisme a été convoquée pour l'interprétation des données collectées. Les résultats de cette étude ont relevé les éléments suivants comme étant des facteurs à risque aux infections nosocomiales à « l'hôpital chinois » de Mbalmayo : la vétusté des infrastructures, l'entretien insuffisant du matériel à usage commun dans les salles d'hospitalisation, l'insalubrité de l'environnement qui facilite la circulation des moustiques et autres insectes.Toutefois, ces facteurs sont conjecturels et peuvent disparaître si cette structure hospitalière revisite sa politique de la gestion de l'hygiène.

Mots clés : hôpital, espace thérapeutique, espace pathogène

---

[1] PhD en Anthropologie, Université de Yaoundé I

Abstract

In search *of care, certain circumstances cause patients to become infected in hospital structures. This situation gives rise to a nosocomial infection. Previous work has reviewed the typology of hospital waste but did not describe the hygiene conditions of hospitalized patients. The objective of this article is to study the lifestyle of patients interned at "Chinese hospital". From Mbalmayo to explore the predisposing factors for nosocomial infection. The research question is why the hospital, which is a therapeutic area, becomes a pathogenic space for hospitalized patients ? Performed in March 2016, the data collection for this study mobilized the usual techniques in qualitative research (in-depth individual interview, direct observation). The retranscribed data were processed using the content analysis technique. The theory of structuralism was convened for the interpretation of the data collected. The results of this study identified the following as risk factors for nosocomial infections at the "Chinese Hospital" of Mbalmayo : dilapidated infrastructure, inadequate maintenance of equipment for common use in hospital wards. However, these factors are conjectural and may disappear if this hospital structure revisits its hygiene management policy.*

Key words *: hospital, therapeutic space, pathogen space*

Introdction

La fonction principale d'un centre hospitalier est la prise en soins des personnes en quête de santé. Dans cette perspective, l'hôpital se présente comme une source d'espoir des patients dont le seul vœu est de retrouver leur état de santé. Pourtant, l'insalubrité de certaines structures sanitaires est un facteur à risque pour les patients hospitalisés.Cet article a pour objet d'étudier le mode de vie des patients internés à « l'hôpital chinois » de Mbalmayo pour explorer les facteurs prédisposant à une infection nosocomiale. Le domaine de recherches portant sur l'hygiène en milieu hospitalier est encore peu exploré, ce qui explique la rareté des documents y afférents. Toutefois, les textes réglementaires du Ministère de la Santé Publique camerounaise prescrivent la salubrité aux structures sanitaires. Tel est l'esprit du décret no 2000/629/PM du 13 septembre 2000 fixant les modalités d'exercice du droit à la santé du fonctionnaire dont l'article 6 indique les conditions de propreté des locaux affectés aux hôpitaux publics. Ce décret met un accent particulier sur la prise en charge des infections dont les personnels de santé sont victimes pendant l'exercice de leurs fonctions mais ne fait pas allusion aux infections possibles des patients hospitalisés. Investiguant sur les systèmes de santé au Cameroun, Médard[2] écrit : « *Dans les années 1970, les abords de l'hôpital central de Yaoundé étaient couverts d'ordures, les rats y grouillaient, et les infirmiers urinaient dans la cour.* » Médard (2006 : 6). En 2009, le rapport du PNDP[3] sur le traitement des déchets médicaux au Cameroun relève que les comités d'hygiène hospitalière sont peu fonctionnels, la salubrité n'étant pas une priorité dans l'organisation et la gestion des formations sanitaires. Se situant dans la même perspective, Nkoum[4] note que « *L'hôpital public au Cameroun souffre encore d'un manque d'organisation adaptée* » (2015 : 18).

Ces études précédentes ont l'avantage d'élaborer la typologie des déchets hospitaliers et de proposer les méthodes de traitement desdits déchets. Elles relèvent aussi qu'un accent particulier n'est pas mis sur l'hygiène dans les structures hospitalières. Seulement, elles ne présentent pas les risques auxquels les patients sont exposés. Le problème qui se pose est alors celui du contraste entre l'hôpital, un espace thérapeutique et son insalubrité, ce qui entraîne un risque d'infection des patients hospitalisés. D'où la question de savoir pourquoi l'hôpital qui est un espace thérapeutique devient un espace pathogène pour les patients hospitalisés ?

Cette étude s'inscrit dans la thématique des infections nosocomiales et invite de ce fait les acteurs de la santé à revisiter les enjeux de l'hygiène en milieu hospitalier. Cela est d'autant plus important que l'hôpital est un cadre vie, c'est-à-dire un espace de soins pour les patients et un lieu de service pour les personnels de santé. Pris sous cet angle, l'hôpital, comme tout environnement humain produit des déchets divers mais en tant que structure qui donne la vie, qui revitalise et sauve

---

[2] Jean-François Médard, « Décentralisation du système de santé publique et ressources humaines au Cameroun », Bulletin de l'APAD [En ligne], 21 | 2001, mis en ligne le 27 mars 2006, Consulté le 28 avril 2016. URL : http:// apad.revues.org/3

[3] Programme National du Développent Participatif

[4] L'hôpital du Cameroun à l'heure de l'innovation managériale.

des vies humaines, elle doit traiter ses déchets de façon particulière. Dans le cas contraire, si l'hôpital devient un cadre à risque doit-il encore hospitaliser ? De plus, si le patient hospitalisé est exposé à d'autres infections peut-il encore faire confiance à la structure hospitalière ?

1. Matériel et méthode

Site

La collecte des données s'est effectuée àMbalmayoau Cameroun au cours du mois de mars 2016. Mbalmayo, site de nos recherches est une localité de la région du centre, située à une soixantaine de kilomètres de Yaoundé, la capitale politique du Cameroun. C'est l'hôpital de district de cette ville qui a abrité les premières équipes médicales chinoises dans le cadre de la coopération sino-camerounaise en 1975.

Population de l'étude

La population de l'étude était constituée des patients hospitalisés, des garde-malades et des personnels de santé. Ces informateurs étaient présents dans l'enceinte de l'hôpital lors de la collecte des données. De prime abord, les patients et les garde-malades étaient favorables à nos entretiens parce qu'ils nous considéraient comme d'éventuels interlocuteurs pour les difficultés d'adaptation auxquelles ils étaient confrontés.

Entretiens

Les patients ont saisi l'opportunité des entretiens pour exprimer les problèmes auxquels ils étaient confrontés au cours de leur séjour à l'hôpital. Cela s'est noté par leur insistance dans les explications et la tendance à illustrer par plusieurs exemples les situations inconfortables qu'ils vivaient pendant qu'ils étaient internés à l'hôpital. Cette aisance à se prêter aux interviews et à répondre distinctement aux questions a aussi été observée chez les personnels de santé. C'est de cette manière que la saturation a été atteinte lors de la collecte des données.

Guide d'entretien

La collecte des données pour cette étude a mobilisé les techniques usuelles en recherche qualitative notamment l'entretien individuel approfondi et l'observation directe. Un dictaphone et camera numériques ont été utilisés à cet effet. Le guide d'entretien était orienté par la question de recherche. Les principaux thèmes suivants ont constitué l'ossature de ce guide : l'état de santé des patients, l'hygiène corporelle, la gestion des besoins, la salubrité et l'interaction entre les patients.

Analyse des données

Les données transcrites ont été traitées avec la technique de l'analyse de contenu. Cette analyse étant manuelle, les différents thèmes ont été repérés et les couleurs affectées à chaque unité d'information. C'est ainsi que la génération des sous-thèmes a contribué à l'élaboration de cette description. La théorie du structuralisme a permis de montrer qu'il y a un lien entre la politique sanitaire de la structure hospitalière, l'hygiène des patients hospitalisés et les facteurs à risque.

Considérations éthiques

Cette étude est un fragment de notre thèse de doctorat/PHD portant sur la médecine chinoise au Cameroun et dont le protocole a été validé par l'université de Yaoundé I. Aussi, l'objet de l'étude était expliqué aux informateurs et leur consentement requis avant le début de l'entretien.

2. Résultats

2.1. Etat des infrastructures

Bloc administratif et salle d'hospitalisation

L'hôpital chinois de Mbalmayo abrite plusieurs bâtiments au rang desquels le bloc administratif, immeuble construit par les chinois. Ce bâtiment d'un niveau qui loge la direction de l'hôpital ainsi que certains services chinois tels que la médecine, l'ophtalmologie, la kinésithérapie et la pharmacie chinoise se situe à l'entrée de cette structure hospitalière et en face de l'édifice logeant le laboratoire et l'imagerie médicale. L'esplanade de ce bâtiment est recouverte d'un gazon et des arbustes décoratifs dont le feuillage est vert pendant toute l'année. Plusieurs autres bâtiments regorgeant divers pavillons et des salles d'hospitalisation sont construits dans l'enceinte de cet hôpital mais selon les patients hospitalisés, l'éclat de ce bloc administratif contraste avec la vétusté d'autres bâtiments notamment celui de la chirurgie située à la limite arrière de l'enceinte. Jadis, les ouvertures du pavillon de chirurgie réservé àl’hospitalisation, notamment la porte et les fenêtres étaient bien emménagées et protégés d’un grillage anti-moustiques mais elles sont désuètes, d’où la libre circulation de divers insectes. A l’intérieur, la discontinuité du sol recouvert du ciment s’explique par la présence des trous peu profonds liés à l’usure. Le mécanisme du sommier de certains lits d’hospitalisation n’est pas fonctionnel :

> « *Je* comprends *que quand les autorités viennent ici à l’hôpital, ils s’arrêtent au niveau du bâtiment des chinois où c’est bien entretenu et ils ne viennent pas questionner les malades sur leur mode de vie* » (Essomba, entretien réalisé le 12 mars 2016)

Bloc administratif

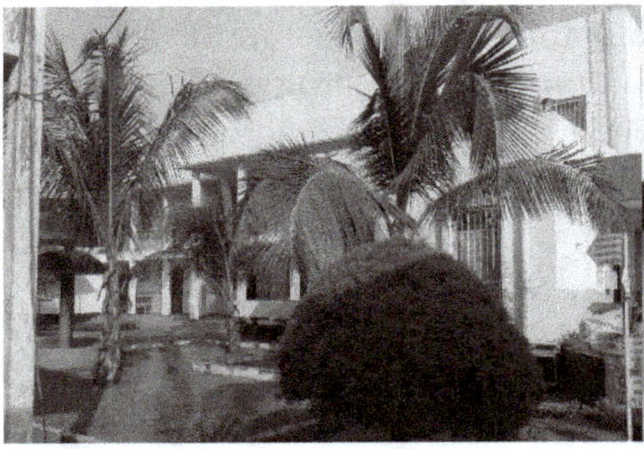

Salle d’hospitalisation chirurgie

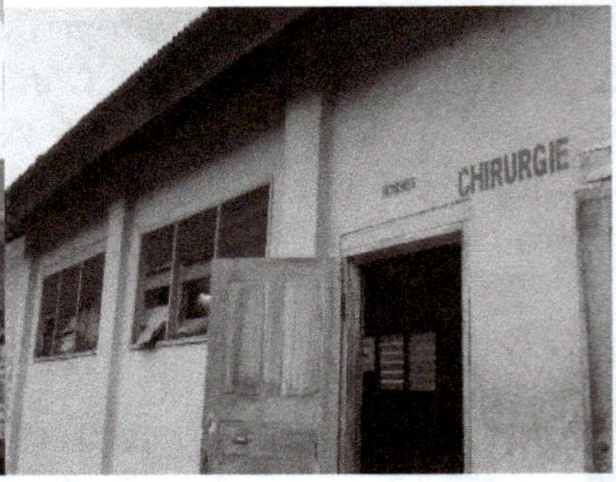

Source : archive KEUBOU, 2016

Toilettes

Dans le souci de ménager les patients qui sont hospitalisés à l’hôpital chinois de Mbalmayo, chaque pavillon est doté des cabinets à la turque. Il s’agit des blocs de bâtiments à deux ou trois compartiments situés à proximité des salles d’hospitalisation qu’ils desservent. Cette position évite aux patients de parcourir une longue distance pour se soulager. Tel est le principe initial mais dans l’ensemble, un coup d’œil au passage constate que les portes de ces lieux d’aisance sont toujours entrouvertes et c’est lorsqu’on se rapproche qu’on se rend à l’évidence qu’elles sont usées. Cela permet de réaliser que ces différents espaces sont devenus des lieux des dépôts divers : « *Un hôpital comme celui-ci qui regroupe deux états, c'est déplorable. Les toilettes sont pleines, ce qu'on appelle WC avec les cacas partout, on pisse partout et en plus on doit adapter par rapport aux handicaps de chacun. »*(Nnomo, entretien réalisé le 12 mars 2016).

Toilettes

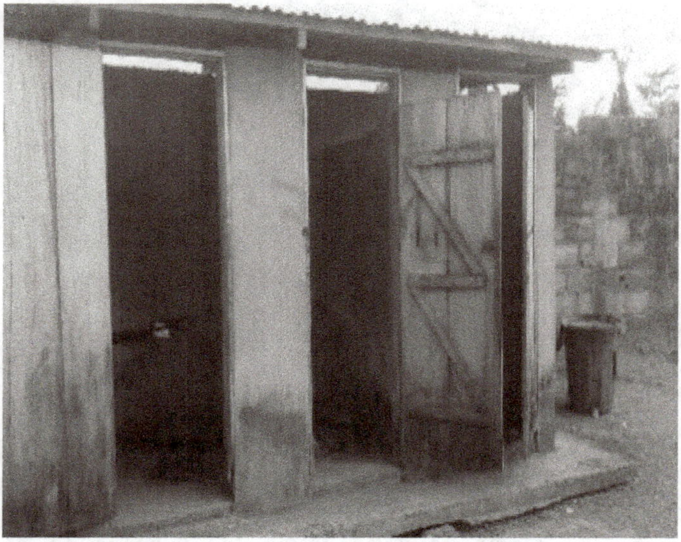

Source : archive KEUBOU, 2016

2.2. Accommodation au cadre de vie de l'hôpital

L'hospitalisation des malades est une circonstance qui donne lieu de quitter son milieu habituel pour un nouveau cadre de vie pour lequel une accommodation est nécessaire.

Toilettes

Compte tenu des défaillances infrastructurelles, de l'insalubrité ci-dessus relevées et de leurs états de santé, les patients se servent des pots ou des seaux pour uriner ou pour déféquer. Ces déchets sont par la suite versés dans les toilettes par ces derniers si leur état de santé le permet ou par les personnes qui les assistent : les garde-malades. Les patients emménagent l'espace de bain derrière les salles d'hospitalisation, en plein air comme l'explique celui-ci :

Espace de bain de circonstance

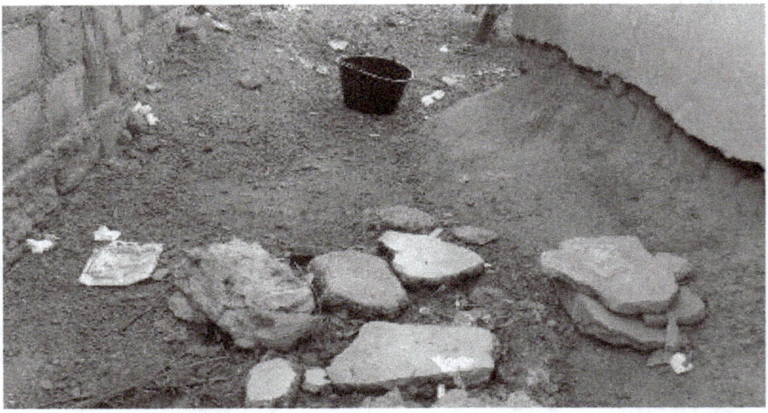

Source : Archive KEUBOU, 2016

« S'il faut prendre une douche, j'envoie madame me puiser de l'eau et elle me lave là derrière sur les pierres là, même uriner, puisque pour m'accroupir, j'ai les problèmes. J'ai mon pot, je fais mes besoins et elle part verser ; c'est dans le même WC qu'on chie, dans le même qu'on pisse, qu'on jette les débris de peau mortes ; les déchets qui sortent de la maternité et qui est déjà plein, vous-*même vous voyez ; donc le mieux serait qu'on puise de l'eau pour se laver là derrière la salle d'hospitalisation soit tôt le matin ou tard la nuit et le reste, on prie Dieu pour nous garder. »* (*Essomba,* entretien réalisé le 12 mars 2016).

Du fait de leur genre, les femmes pensent qu'elles sont plus exposées aux infections diverses lorsqu'elles « se mettent à l'aise »[5] dans les toilettes pleines ou au sol, c'est-à-dire aux alentours de certaines salles d'hospitalisation ou desdites toilettes. D'après leurs explications, les déchets peuvent remonter par leurs voies génitales et engendrer des infections de toute nature en fonction du type de débris et de la réaction de chaque organisme. A titre d'exemple, elles ont cité l'infection urinaire ou des lésions vaginales. Conscient que ces toilettes sont vétustes et hors d'usage, l'administration de l'hôpital a construit une toilette moderne payante. Cette structure dont l'intérieur est carrelé et équipée d'un pot et d'un lavabo est dotée d'eau courante. Cela permet aux patients et autres usagers de « se mettre à l'aise » au prix de 100frs par séquence d'utilisation. Le personnel des soins et les usagers

[5] Uriner ou déféquer

émettent des réserves à cette initiative et plaident pour la gratuité des services de toilettes au sein des structures hospitalières au Cameroun.

- **Restauration**

La cuisine des patients se fait en plein air, c'est-à-dire à proximité de la salle d'hospitalisation du concerné. Elle se fait aussi dans un hangar sis derrière le pavillon de la chirurgie et ouvre sur la façade latérale du pavillon d'isolement. Le restaurant de l'hôpital est une autre option pour se nourrir dans cette structure hospitalière même s'il est l'objet des critiques de la part des patients. Selon ceux-ci, ce restaurant est une affaire savamment mise sur pied par la direction de l'hôpital pour gagner de l'argent sur le dos du patient qui n'arrive pas à supporter ses factures d'hospitalisation. « *Pour manger si quelqu'un a ses petits moyens, il envoie sa femme au marcher lui chercher à manger. Si j'ai 1000 francs, je peux envoyer madame au marcher acheter du manioc et un demi-kilogramme de poisson, elle vient préparer derrière notre salle, on mange on dort* ». (Essomba, entretien réalisé le 12 mars 2016).

Comme objets utilisés, le bois de chauffage permet de faire le feu dans le hangar sus indiqué. Le réchaud à pétrole s'utilise à proximité de la salle d'hospitalisation des concernés.

- **Lessive et Vaisselle**

Il se fait au point d'eau à usage multiple situé au pavillon de la médecine et l'utilisation du séchoir fait à partir du matériel provisoire permet de sécher les vêtements lavés. C'est aussi à ce point que se fait la vaisselle.

- **Garde-malade**

Le garde-malade est présent mais sa place n'est pas prévue dans la structure. A cet effet, la direction de l'hôpital a fait afficher les messages suivants dans les salles d'hospitalisation : « *les garde-malades n'ont pas accès au lit du malade sous peine de sanction* ». Conscient de ce facteur limitant, les garde-malades se servent pourtant des lits inoccupés dans les salles d'hospitalisation pour passer les nuits au cours de leur séjour à l'hôpital. Ils s'accommodent autant que les patients dont ils ont la charge pour leurs besoins et leur hygiène corporelle.

- **Interaction entre les patients**

Ce nouveau cadre de vie pose les jalons d'une vie communautaire au sein de l'hôpital, et particulièrement dans les différents pavillons. C'est ainsi que dans les salles d'hospitalisation, le soutien mutuel est une vertu. Cet élan de solidarité entre les malades se traduit dans l'acte par l'échange des ustensiles de cuisine ou du matériel de soins : « *une femme peut demander la marmite à une autre, c'est déjà comme une petite société, on peut emprunter un matériel de soins comme une bande avant de remettre après ».* (Nnomo, entretien réalisé le 12 mars 2016).

Cette relation avec les patients du pavillon d'isolement est limitée aux salutations à distance, de peur d'une contamination éventuelle.

2.3. Facteur à risques

- **Point d'eau à usage multiple**

« L'eau c'est la vie », dit l'adage. Au-delà d'un simple dicton, cette formule montre que l'eau a une place capitale pour les êtres vivants. L'hôpital chinois de Mbalmayo possède une adduction d'eau qui alimente toute la structure hospitalière. Toutefois, les patients hospitalisés pensent que la distribution des robinets qui conduit cette eau ne répond pas à leurs attentes. Tel est le cas dans le service de la maternité comme le témoigne cette dame qui y a passé deux jours à la suite d'un accouchement : « *à la maternité, nous puissions de l'eau aux urgences ou au bloc opératoire. »* (*Tata Carine,* entretien réalisé le 13 mars 2016).

Les patients internés dans les services de la chirurgie ont aussi fait la même observation :

« *C'est au même point d'eau situé à la médecine que nous puisons de l'eau à boire ; c'est là où on lave les bandes de pansement, les pagnes ou vêtements des femmes qui accouchent ; un grand hôpital comme celui-ci ne devait pas avoir un seul point d'eau »* (*Nnomo*, entretien réalisé le 12 mars 2016)

- **Gestion des ruptures d'eau**

L'hôpital est doté d'un cubitainer d'une capacité d'au moins 3000 litres. Cette disposition assure le relais lorsque la circulation de l'eau connait un dysfonctionnement quelconque mais le robinet d'eau situé près de la morgue n'est pas assez fréquenté parce qu'il se dit que ce point d'eau s'utilise pour laver les corps. « *D'autres partaient à la morgue, mais la plupart évitait se disant qu'on y lave aussi les corps.* » (*Tata Carine,* entretien réalisé le 13 mars 2016)

- **Circulation des insectes**

Nos informateurs établissent une circulation des moustiques et l'expliquent par la multiplicité des pôles d'insalubrité qui sont ces toilettes hors d'usage situés en médecine, en chirurgie et à la maternité. A cela s'ajoute le dépôt d'ordure qui couvre une superficie d'environ 50 m^2 sis à l'extérieur de l'enceinte de l'hôpital et situé à la lisière de la pédiatrie : *« il n'est pas facile de dormir avec l'enfant avec les moustiques un peu partout puisque les moustiquaires ne sont pas propres. La poubelle est à côté de la pédiatrie »* (*Tata Carine,* entretien réalisé le 13 mars 2016). L'observation de la couche supérieure de cette poubelle montre les déchets hospitaliers solides : seringues, gants ; sachets de perfusion de même que des déchets ménagers.

Les patients hospitalisés en chirurgie voient aussi en l'état des infrastructures un potentiel facteur à risque. A travers leur inquiétude, ils se demandent quelles dispositions est-ce qu'ils doivent prendre pour faire face à la saison pluvieuse dont les corollaires sont le froid et les moustiques. D'où des reproches à l'endroit de l'administration de l'hôpital pour sa lenteur dans le renouvellement des moustiquaires en dépit de la présence d'une nouvelle dotation.

- **Insalubrité**

Ce n'est peut-être pas récurrent mais nous avons trouvé pendant notre séjour à l'hôpital un serpent que les patients ont tué et dont le cadavre trainait à son deuxième jour dans la cour du pavillon de la chirurgie. Les patients ont saisi cette situation pour faire état des objets piquants qui se retrouvent quelques fois dans cette même cour : « *j'ai ramassé des seringues ce matin dans cette cour et ce sont des risques de contamination* » (Avah, entretien réalisé le 12 mars 2016).

2.4. Les déterminants de l'hygiène des patients hospitalisés

- **Externe à l'hôpital**

L'origine socioculturelle des patients hospitalisés est diverse. Cet état peut expliquer les différentes perceptions de la notion de propreté.

Le patient transpose son cadre de vie à l'hôpital, ce qui peut être un avantage ou un désavantage suivant le degré de sensibilité à la saleté. Dans le premier cas, il contribue plus aisément à l'assainissement de son nouvel environnement ou tout au moins à le maintenir à l'état mais dans le second cas, il participe à la détérioration des structures. A ce stade, l'appartenance à une classe sociale quelconque peut justifier de tels comportements. En effet, l'hôpital dans lequel on est interné peut offrir ou non l'environnement sanitaire identique à celui auquel le patient est accoutumé. En plus des facteurs ci-dessus, la politique sanitaire édictée par le Ministère de la Santé dans le domaine de l'hygiène hospitalière contribue ou non à l'assainissement des hôpitaux.

- **Interne à l'hôpital**

L'hôpital est une structure, c'est-à-dire un système organisé qui a un mode de fonctionnement. Ce mode de fonctionnement influence le comportement des personnes qui y séjournent. L'hôpital est donc un établissement sanitaire qu'on peut assimiler à un cadre de vie qui a ses modalités. C'est ainsi que le mode de vie des patients est calqué sur l'esprit de l'hôpital. Le comportement sanitaire des personnes internées dépend alors de la politique de gestion de l'hygiène dans la structure hospitalière. En conséquence, faute d'infrastructures idoines pour le maintien de la propreté de l'hôpital, les patients qui y séjournent s'accommodent à leur manière. C'est dire que le patient juge la qualité de sa propreté par rapport au degré d'organisation du service d'hygiène, lequel travaille aussi en fonction des priorités ou des dispositions générales de l'hôpital.

3. Hygiène hospitalière et théorie du structuralisme

Le structuralisme est une tentative de parvenir à l'explication scientifique en termes de structure (Grawitz : 1986). La structure quant à elle offre un caractère de système dans lequel la modification d'un élément entraîne celle de tous les autres (Deliège : 2001). Pris sous cet angle, l'hôpital chinois de Mbalmayo est une structure, c'est-à-dire un établissement sanitaire où les personnes en quête de santé viennent solliciter des soins. En tant que cadre qui abrite temporairement les personnels de santé, les patients ou les autres usagers, il définit la politique d'hygiène à laquelle doivent s'accommoder ceux qui y séjournent pour des raisons de santé ou de service. En conséquence, le type d'installation sanitaire et la nature de son entretient détermine le modèle de propreté. C'est pourquoi si le cadre est bien entretenu, l'environnement saint accompagne le patient et dans le cas contraire l'environnement insalubre accompagne le patient et l'expose à une éventuelle infection. Ainsi, tout en étant des personnes libres ou dotés de leur perception de la propreté, le degré de propreté du patient est d'abord fonction de celui du cadre de référence. Contre sa volonté, le patient hospitalisé qui ne dort pas sous une moustiquaire peut recevoir la piqûre d'un moustique ou d'un autre insecte dont la désuétude des ouvertures leur permettent d'entrer facilement dans les salles d'hospitalisation. L'utilisation des toilettes hors d'usage mais dont les portes restent ouvertes expose les patients. Il est de même du point d'eau qui regroupe les divers patients ou leurs objets qui y sont nettoyés qui peut être une source de contamination directe ou indirecte. Ces éléments montrent que l'hygiène de la structure et celle du patient sont interdépendant.

Discussion

La recherche documentaire nous a informés sur la typologie des déchets hospitaliers et la négligence des mesures d'hygiène de la part des hôpitaux (PNDP : 2009). C'est pourquoi nous étions orientés par l'hypothèse selon laquelle plus l'hôpital est insalubre, plus il devient un espace pathogène pour les patients. Cette hypothèse s'est vérifiée par les remarques des informateurs sur le délabrement des infrastructures, les difficultés d'accommodation au cadre de vie de l'hôpital, l'énumération des facteurs à risques et les déterminants de l'hygiène des patients hospitalisés.

La vétusté des infrastructures expose les patients hospitalisés dans la mesure où les agents pathogènes ont un accès facile dans les salles d'hospitalisation à partir des ouvertures dégradées. De même, le mauvais état du sommier du lit peut engendrer une lordose ou une autre douleur au malade alité et l'empêcher d'avoir la stabilité nécessaire à son prompt rétablissement. Aussi, lorsque le patient ou son garde malade défèque dans un seau qui tient lieu de pot pour aller verser dans les toilettes déjà pleines, il court un risque d'infection dans cette manipulation dont le degré d'asepsie dépend de sa culture sanitaire. Il en est de même de l'usage du point d'eau à usage multiple où un usager peut y laisser par ignorance ou par inadvertance des débris souillés, exposant de ce fait le prochain utilisateur. Les difficultés d'accommodation au cadre de vie de l'hôpital s'expliquent par le fait que les stratégies d'adaptation aux conditions d'hygiène sont individuelles et chacun y va avec sa culture sanitaire car les représentations en matière d'hygiène ont un lien avec le background de l'individu. Aussi, aucune indication sur le cadre de vie n'est-elle donnée aux patients avant leur hospitalisation. Sans éducation préalable, ils font face progressivement aux difficultés qu'ils rencontrent et peuvent en être des victimes s'ils ne sont pas suffisamment prudents. Cette prudence doit s'étendre à l'entraide puisque les patients empruntent quelques fois des matériels médicaux lorsqu'ils sont en rupture ou échangent les ustensiles de cuisine. L'hôpital n'étant pas impliqué dans ces échanges, le respect des règles d'hygiène revient aux personnes qui s'engagent dans de telles transactions.

Ces éléments montrent que l'hôpital qui est un espace thérapeutique peut devenir un espace pathogène. Cela est d'autant plus vrai que les précédents travaux ont noté que les conditions d'hygiènes sont le plus souvent négligées dans les structures hospitalières au Cameroun (Médard : 2006). En effet, les possibilités pour les agents pathogènes de se mouvoir soit parce que les ouvertures sont défectueuses ou parce que les moustiquaires sont hors d'usages ou inexistantes exposent les patients hospitalisés. Les facteurs à risques sont interdépendants dans la mesure où c'est la présence des toilettes hors d'usage et le rejet des toilettes payantes qui justifient le dépôt des excréments à découvert dans les lieux d'aisance inopérants. Si les hommes y urinent, les femmes n'y vont pas de façon systématique de peur d'une infection. Elles se dissimulent derrière les bâtiments dès que l'opportunité se présente pour se soulager. Or il se trouve que ces lieux servent aussi d'espace de bain de circonstance, raison pour laquelle les informateurs ont estimé que ces endroits étaient aussi insalubres et susceptibles de ce fait d'être un facteur de propagation des virus : « *nous nous lavons aussi derrière le bâtiment des tuberculeux et l'eau qui frappe au sol et remonte risque de nous contaminer mais nous n'avons pas de choix.* » (Avah, entretien réalisé le 12 mars 2016). Dès lors, la politique sanitaire de l'hôpital en tant que structure crée un espace pathogène de nature à catalyser des infections aux patients qui y sont hospitalisés. En cela, l'hôpital détermine le comportement des patients qui peuvent, en fonction de leur degré de sensibilité s'y infecter en raison d'une mauvaise accommodation. Certes cet hôpital emploie des techniciens de surface qui sont à l'œuvre mais ils agissent dans la limite des conditions de travail qu'ils trouvent dans cette structure.

Comme situation inattendue, les portes des lieux d'aisance hors d'usage étaient toujours ouvertes, le mécanisme de fonctionnement étant endommagé. C'est ainsi que les patients continuaient à les utiliser tout en étant conscient des risques encourus. Ceux qui optaient pour les toilettes payantes y allaient à contrecœur, arguant que cela devrait relever de leur droit d'autant plus qu'ils s'étaient acquittés de leurs frais d'hospitalisation. En plus de cette restriction, ils ont observé que l'eau n'y coulait pas permanemment et sa gestion était confiée un à adolescent par ailleurs garde-malade de son père hospitalisé dans les services de la médecine. C'est en cela que cette catégorie d'informateur notait une contradiction dans la gestion interne des patients hospitalisés.

Ce travail est limité parce qu'il s'est beaucoup focalisé dans les services de la chirurgie mais cela se justifie par le fait que ce service est celui qui présentaient les patients qui avaient passé un plus long séjour à l'hôpital. Aussi, de par l'apparence, les infrastructures de ce pavillon d'hospitalisation étaient les plus délabrés. L'autre faiblesse vient du fait que le personnel administratif ou les techniciens de surface n'ont pas été interviewés sur cette question mais cela ne saurait invalider les résultats puisque l'objectif des entretiens avec les patients était la confirmation des observations ethnographiques. En tout état de cause, ces résultats montrent que l'hôpital chinois de Mbalmayo est insalubre et constitue à cet effet un facteur à risque pour les patients qui y sont hospitalisés. D'où la nécessité pour cette structure hospitalière de revisiter sa politique sanitaire pour limiter les facteurs à risque pour les patients. Ces résultats sont importants dans la mesure où ils permettent de comprendre l'enjeu des conditions d'hygiène dans une structure hospitalière mais c'est aussi un avertissement pour les patients hospitalisés qui sont avant tout responsable de leur état de santé et doivent adopter des comportements conséquents même si les dispositions de la structure sont insuffisantes. Cette étude balise de ce fait le chemin pour les recherches futures qui pourraient s'intéresser aux facteurs limitant l'action des techniciens de surface dans les structures hospitalières de même que les représentations de la propreté dans les structures sanitaires au Cameroun. L'hôpital pourrait alors cesser d'être considéré comme « un espace mortuaire » (Socpa, 2015 : 221)

Conclusion

Cet article s'est proposé d'investiguer sur la mutation de l'espace thérapeutique de l'hôpital en espace pathogène au Cameroun. Le problème qui s'est posé est celui du contraste entre l'hôpital, un espace de soins et son insalubrité, ce qui entraine un risque d'infection des patients hospitalisés. A la question de savoir pourquoi l'hôpital qui est un espace thérapeutique devient un espace pathogène pour les patients hospitalisés, les résultats ont relevé la vétusté des infrastructures, l'entretien insuffisant du matériel à usage commun dans les salles d'hospitalisation, l'insalubrité de l'environnement qui facilite la circulation des moustiques et autres insectes. Ces éléments montrent que les patients hospitalisés à l'hôpital chinois de Mbalmayo sont exposés aux infections nosocomiales. Il est alors important d'y mener une action d'assainissement conformément au décret no 2000/629/PM du 13 septembre 2000 fixant les modalités d'exercice du droit à la santé du fonctionnaire dont l'article 6 indique les conditions de propreté des locaux affectés aux hôpitaux publics.

Références bibliographiques

- Décret inscription : décret de la République du Cameroun no 2000/629/PM du 13 Septembre 2000 fixant les modalités d'exercice du droit à la santé du fonctionnaire. (2000).
- Deliège, R. (2001). *Introduction à l'anthropologie structurale.* Paris : Editions Seuil.
- Grawitz, M. (1966). *Lexique des sciences sociales.* Paris : Dalloz.
- Médard, J. F. (2001). Décentralisation du système de santé publique et ressources humaines au Cameroun. *Bulletin de l'APAD*, 21. Récupéré sur http://journals.openedition.org/apad/35
- Nkoum, B. A., & Socpa, A. (2015*). La démarche qualité dans les soins de santé, un défi en Afrique*. Paris : L'Harmattan.
- Nkoum, B. A., & Socpa, A. (2015). *L'hôpital du Cameroun à l'heure de l'innovation managériale.* Yaoundé : Presses de l'UCAC.

Parasitoses intestinales en fonction du Profil Nutritionnel chez les Enfants Scolarisés et Préscolarisés en milieu semi-rural au Cameroun

Christian NGOUNOUH TAHEU[1], Julienne Louise NGO LIKENG[2], Salomon Philippe NGUWOH[3] Agnès TAPO Blandine[4], Gilbert Gautier BONG BONG[5] & Joseph FOKAM [6]

Résumé

La malnutrition et les infestations parasitaires constituent un frein à une croissance normale chez les enfants dans les pays en voix de développement, avec un impact néfaste sur leur quotient intellectuel et la contribution au développement sociétal. Il conviendrait donc de déterminer l'importance de cette comorbidité en contexte de ressources limitées, ainsi d'implémenter des actions préventives adaptées aux priorités sanitaires locales. Notre objectif était d'évaluer la relation entre les parasites intestinaux et la malnutrition chez les enfants d'âge préscolaire et scolaire en milieu semi-rural au Cameroun. Une étude observationnelle, transversale et prospective a été menée du 19 Janvier au 15 Mars 2015 chez 150 enfants âgés de 3-14 ans (âge moyen : 7,12 ± 3,53 ans) à l'école de l'Eglise Evangélique du Cameroun (EEC) de Penja, au Cameroun. Les échantillons de selles ont été examinés à l'état frais puis concentrés par le formol-éther. L'état nutritionnel a été évalué en comparant leur poids, taille et âge selon les valeurs référentielles de

---

[1] Institut des Sciences et Techniques Appliquées à la Santé, Mendong, Yaoundé, Cameroun,

[2] Département de Santé publique, Ecole des Sciences de la Santé, Université Chatolique d'Afrique Centrale, Yaoundé Laboratoire National de Santé Publique, Yaoundé, Cameroun,

[3] Laboratoire National de Santé Publique, Yaoundé, Cameroun,

[4] Faculté de Médecine et des Sciences Biomédicales, Université de Yaoundé 1

[5] Centre International de Référence Chantal BIYA pour la recherche sur la prévention et la prise en charge du VIH/SIDA

l'OMS/NCHS. Tout enfant dont le poids ou la taille <90% de la médiane a été considéré comme malnutri. Le taux d'hémoglobine a été évalué à l'aide de l'hémoglobinomètre électronique. Les analyses statistiques ont été effectuées par Epi Info version 3.5.3, avec p<0,05 considérée statistiquement significative. Sur 150 enfants examinés, 28% (42/150) étaient infestés par divers parasites ([40,5% (17/42) *Schistosoma mansoni* ; 16,7% (7/42) *Entamoaba histolytica* ; 14,3% (6/42) *Entamoaba coli* ; 9,5% (4/42) *Ankylostome duodenale* ; 9,5% (4/42) *Ascaris lumbricoïdes* ; 9,5% (4/42) *Trichuris trichiura*]). Le taux d'infestation variait en fonction de l'âge (p=0,02) avec 26,2% (11/42) chez les 11-12 ans, contrairement au sexe dont les proportions étaient similaires (p=0,09), avec 64,28% (27/42) chez les garçons. L'infestation parasitaire est élevée chez les enfants en milieu semi-rural au Cameroun, avec confirmation de *Schistosoma mansoni* comme espèce majoritaire. Cette infestation s'avère plus importante en cas de malnutrition, et surtout chez les enfants plus âgés ; suggérant ainsi des mesures préventives ciblant principalement *Schistosoma mansoni*. De telles mesures préserveraient également des risques d'anémie, pour une croissance normale et un épanouissement optimal des enfants.

***Mots clés* :** Parasitoses intestinales, malnutrition, enfants, préscolaire, scolaire, Penja.

Abstract

Malnutrition and parasitic infestations are an obstacle to normal growth in children in developing countries, with a negative impact on their IQ and contribution to societal development. The importance of this comorbidity should therefore be determined in the context of limited resources and the implementation of preventive actions adapted to local health priorities. Our objective was to assess the relationship between intestinal parasites and malnutrition among preschool and school children in semi-rural Cameroon. An observational, cross-sectional and prospective study was conducted from 19 January to 15 March 2015 in 150 children aged 3-14 years (mean age : 7.12 ± 3.53 years) at the school of the Evangelical Church of Cameroon (EEC) Penja, Cameroon. Stool samples were examined fresh and then concentrated with formaldehyde. Nutritional status was assessed by comparing their weight, height and age according to the WHO / NCHS *reference values. Any child whose weight or height <90% of the median was considered malnourished. The hemoglobin level was assessed using the electronic hemoglobinometer. Statistical analyzes were performed by Epi Info version 3.5.3, with* $p < 0.05$ *considered statistically significant. Of 150 children examined, 28% (42/150) were infested with various parasites ([40.5% (17/42) Schistosoma mansoni, 16.7% (7/42) Entamoaba histolytica, 14.3% (6 / 42) Entamoaba coli, 9.5% (4/42) Ankylostoma duodenale, 9.5% (4/42) Ascaris lumbricoides, 9.5% (4/42) Trichuris trichiura]). The rate of infestation varied with age (*$p = 0.02$*) with 26.2% (11/42) among 11-12 year olds, in contrast to sex with similar proportions (*$p = 0.09$*), with 64.28% (27/42) in boys. Parasitic infestation is high in children in semi-rural Cameroon, with confirmation of Schistosoma mansoni as the majority species. This infestation is more important in cases of malnutrition, especially in older children ; thus suggesting preventive measures targeting mainly Schistosoma mansoni. Such measures would also preserve the risk of anemia for normal growth and optimal child development.*

Key words : *Intestinal parasites ; malnutrition ; children ; preschool ; school Penja.*

Introduction

Du fait de leur fréquence en continuelle augmentation, les parasitoses intestinales constituent un problème majeur de santé publique. En 2003, l'OMS évaluait à 3,5 milliards le nombre de sujets infestés par des parasites digestifs et à 450 millions le nombre de malades. Les parasitoses intestinales touchent globalement plus de 2 milliards de personnes de part le monde, dont 300 millions gravement, et 155 000 décès leur sont attribués chaque année (Crompton, 1999). On estime à plus de 2 milliards, le nombre de personnes affectées par les géohelminthiases dont 400 millions pour les enfants d'âge scolaire (Crompton, 1999). Le plus grand nombre de cas est observé en Afrique subsaharienne, dans les Amériques, en Chine et en Asie orientale (OMS, 2008). De ces géohelminthiases, l'ascaridiose touche 1,221 milliards de personnes, la trichocéphalose 795 millions et les ankylostomoses 740 millions (OMS, 2008). Les schistosomiases couvrent actuellement 76 pays dans le monde, avec plus de 200 millions de personnes atteintes et à 600 millions exposées au risque d'infection (Njiokou et *al.*, 2004 ; Tchuem, 2005). Elles causeraient annuellement, une morbidité de 600 millions de personnes, une mortalité de 60 000 personnes (Rohingam, 2008).

A l'heure actuelle, plus de 85 % des personnes infectées, et la plupart des cas graves, se trouvent en Afrique sub-saharienne (Tchuem, 2005). Les amibiases affectent 500 millions de personnes par an, particulièrement dans les pays en voie de développement (Kalkan & Dağli, 2010). Plus de 270 millions d'enfants d'âge préscolaire et 600 millions d'enfants d'âge scolaire habitaient dans des régions où la transmission de ces parasites est intensive (OMS, 2015). Leur prévalence est particulièrement élevée dans les pays intertropicaux du fait des conditions climatiques favorables à la prolifération des parasites, de la mauvaise hygiène, de l'insuffisance de l'assainissement et enfin de la pauvreté (Tagajdid et *al.*, 2012 ; Benouis et al., 2013). Malgré cette forte prévalence, ces maladies dites négligées, suscitent peu d'intérêt, parce que leur retentissement sanitaire et social la plupart du temps méconnu ou minimisé. Et pourtant, elles sont parfois graves surtout chez l'enfant où elles entraînent une anorexie et une malabsorption et secondairement la malnutrition (Menan et *al.*, 1997 ; Hamit et al.,2008). La malnutrition selon l'OMS, est un état pathologique résultant de la carence ou de l'excès relatif, ou absolu d'un ou plusieurs nutriments essentiels. Chaque année, 12 millions d'enfants décèdent avant l'âge de 5 ans, la majorité dans les pays en voie de développement. En plus de potentialiser la morbidité des pathologies infectieuses, la malnutrition est responsable d'un retard de croissance et une altération du développement intellectuel de l'enfant. Par ailleurs, la présence des parasites dans l'organisme entraine une activation constante du système immunitaire ayant pour conséquence immédiate une susceptibilité accrue aux infections (Awasthi et *al.*, 2009). Enfin, en diminuant les capacités physiques et intellectuelles avec des conséquences néfastes sur les performances scolaires, ces maladies perpétuent le cycle de la pauvreté et de l'ignorance et par conséquent ont une influence négative sur le développement socioéconomique (Buchy et *al.*, 2003 ; OMS, 2015).

Au Cameroun, les protozooses et les helminthiases font parties des maladies parasitaires les plus chroniques (Tchuem et *al.*, 2001). La schistosomiase ou bilharziose et les vers intestinaux sévissent sur l'ensemble du territoire, avec plus de 5 millions de personnes à risque d'infestation par la schistosomiase avec plus de 2 millions de personnes parasitées, plus de 10000 nouveaux cas par an et plus de 10 millions de personnes infestées par les vers intestinaux (Talla, 2004). Ces maladies entrainent la baisse du développement intellectuel et de la croissance des enfants dont la couche la plus vulnérable et la plus touchée est celle de 6 à 15 ans (Talla, 2004). Des enquêtes épidémiologiques menées ont donné quelques indications sur la prévalence des helminthes les plus fréquents : ~ 6 millions de personnes sont infestées par l'Ascaris, 7 millions par le Trichocéphale et ~2 millions par l'Ankylostome (PNLSHI, 2005). Par ailleurs, il devient de plus en plus évident que les helminthiases contribuent à l'aggravation de certaines infections telles que le paludisme, le SIDA (Boussinesq, 2006). Ces parasitoses surviennent lorsque les conditions d'hygiène et de salubrité sont presque ou totalement absentes comme on peut le constater dans la plupart de nos établissements scolaires. Une étude effectuée par Garba et al., 2010 dans la région de l'Adamaoua a montré que sur 1200 écoliers âgés de 6 à 17 ans, 15,5% auraient la malnutrition sévère, 35,9% une malnutrition modérée et 14,2% étaient infestés par divers parasites. Les données de cette étude suggèrent que le programme visant à améliorer la qualité de l'enseignement primaire dans les pays en développement doivent également inclurent des efforts pour améliorer l'état de santé et nutritionnel des élèves en âge scolaire et préscolaire. L'objectif général de cette étude était de déterminer le taux d'infestation des parasitoses intestinales en fonction du profil nutritionnel chez les enfants scolarisés et préscolarisés en Milieu Semi-rural au Cameroun. De manière spécifique : de faire l'inventaire des différents parasites intestinaux de la zone d'étude ; d'évaluer les prévalences par parasite, par tranche d'âge et par sexe et d'évaluer le profil nutritionnel des enfants parasités et non parasités.

Matériel et méthodes

Cadre conceptuel de l'étude

Une étude observationnelle, transversale, et prospective a été menée du 19 Janvier au 15 Mars 2015 chez 150 enfants (infestés : 42 et non infestés : 108) âgés de 3-14ans à l'école de l'église évangélique du Cameroun dans l'arrondissement de Njombé-Penja.

Enrôlement des participants

La récolte des selles était effectuée à l'école le matin. Les selles étaient fraichement recueillies dans des flacons en plastique stériles et étiquetés. Les échantillons étaient ramenés au laboratoire dans les délais les plus brefs pour examen (2 à 3 heures).

Analyses biologiques

Examen des selles

Chaque échantillon de selles a fait l'objet d'un examen macroscopique et microscopique direct, après concentration au formol-éther. L'examen de concentration consistait à diluer les selles dans de l'eau formolée à 10%. Ensuite à tamiser et introduire 7ml dans un tube conique de 50ml puis ajouter 3ml d'éther, centrifuger à 1500tr/min pendant 3min et verser le surnageant ; lire tout le culot au microscope binoculaire à l'objectif 10x, puis à 40x.

Evaluation du profil nutritionnel

L'état nutritionnel des enfants a été évalué en comparant leur poids et leur taille réels avec ceux attendus pour leur âge en utilisant les échelles produites par l'OMS/NCHS (National Center of Health Statistics) afin d'obtenir les indicateurs IMC (Indice de Masse Corporelle) (poids/taille^2), taille/âge et poids/âge. Les enfants dont le Z-score pour l'un des trois indicateurs était inférieur à -2 écart-types de la moyenne de référence ou supérieurs à 2 écart-types de la moyenne de référence pour ces indices ou ayant un périmètre brachial inférieur à 12,5cm étaient considérés comme malnutris.

Evaluation du taux d'hémoglobine

Enfin le taux d'hémoglobine a été évalué à l'aide de l'hémoglobinomètre électronique de marque URIT-12 dont le principe est basé sur la réflexion optique après prélèvement capillaire. L'anémie était déterminée lorsque le taux d'hémoglobine était inférieur à 12g/dl et catégorisée en deux groupes : (anémie légère et anémie modérée).

Analyses statistiques

Les analyses statistiques ont été faites sur IBM SPSS Statistic 20, Excel 2010, Epi info version 3.5.3 y compris les tests d'association khi deux et considérées statistiquement significative pour toute valeur $p<0.05$.

Considérations éthiques

La clairance Comité National d'Ethique de la Recherche pour la Santé Humaine (CNERSH) et le consentement éclairé parental ont été obtenus. Confidentialité, protection des données, rendus des résultats aux patients ?etc….

Résultats

Caractérisation générale de la population d'étude

Au total 180 enfants ont été recrutés mais seulement 150 enfants répondants à nos critères d'inclusion ont été enrôlés dans notre étude soit un taux de participation de 83,33%. La distribution en fonction du sexe montre une légère prédominance masculine avec 53,33% ($IC_{95\%}$: 45,35%-61,31% ; 80/150) contre 46,67 % ($IC_{95\%}$: 38,69%-54,65% ; 70/150) chez les filles, et un sexe ratio homme/femme de 8/7.

La distribution de la population en fonction de l'âge révèle une moyenne d'âge de 7,12 ± 3,53 ans, une médiane à 6 ans (extrêmes 3-14 ans, [IQR : 4-10]). La tranche d'âge 3-4 ans était majoritaire avec 41,33%(62/150), suivi des tranches 11-12 ans et 9-10 ans avec 16,66% (25/150) et 14,66% (22/150) respectivement (p=0,3).

Répartition de l'infestation selon le sexe.

Au total, 42 enfants ont été infestés sur les 150 de l'étude, soit une prévalence globale de 28% ($IC_{95\%}$: 20,82%-35,18% ; 42/150). Il ressort que les garçons étaient plus infestés, soit 64,28% ($IC_{95\%}$: 49,80%-78,76% ; 27/42) contre 35,72% ($IC_{95\%}$: 21,23%-50,21% ; 15/42) pour les filles (p=0,09) avec un Odds Ratio égale à 1,86. (Tableau I).

Répartition de l'infestation selon les tranches d'âge.

Cette répartition révèle que la tranche 11-12 ans était la plus infestée, soit 26,2% ($IC_{95\%}$: 12,91%-39,49% ; 11/42), suivi des tranches d'âge 3-4 ans et 7-8 ans soit respectivement 23,8% ($IC_{95\%}$: 10,93%-36,67% ; 10/42) et 19% ($IC_{95\%}$: 7,14%-30,86% ; 8/42) (x^2=12,75 ; ddl=5 ; p=0,02).

Tableau I : Répartition de l'infestation selon le sexe et l'âge

Statut Caractères sociaux	Parasités		Non parasités	
	Effectif	Pourcentage	Effectif	Pourcentage
Sexes				
Masculin	27	64,28%	53	49,07%
Féminin	15	35,72%	55	50,93%
Ages				
3 – 4 ans	10	23,8%	52	48,14%
5 – 6 ans	5	11,9%	9	8,33%
7 – 8 ans	8	19%	9	18,33%
9 – 10 ans	4	9,5%	18	16,66%
11 – 12 ans	11	26,2%	14	12,96%
13 – 14 ans	4	9,6%	6	5,55%
Total	42	28%	108	72%

Répartition des enfants malnutris selon l'infestation

La malnutrition poids-pour-âge était plus élevée chez les enfants parasités soit 35,71% ($IC_{95\%}$: 21,22%-50,20% ; 15/42) contre 19,44% ($IC_{95\%}$: 11,98%-26,90% ; 21/108) chez les non parasités (p=0,03). D'autre part, la malnutrition taille-pour-âge était plus élevée chez les enfants parasités, soit 26,19% ($IC_{95\%}$: 12,90%-39,48% ; 11/42) contre 16,66% ($IC_{95\%}$: 9,64%-23,68% ; 18/108) chez les non parasités (p=0,18). Concernant l'émaciation, les enfants non parasités étaient les plus touchés, soit 10,8% (10/108), p=0,95. (Tableau II).

Répartition des enfants malnutris selon le sexe

Les garçons étaient plus touchés avec 21 cas (26,25%) d'insuffisance pondérale et 8 cas (26,25%) d'émaciation. Par contre pour l'indice taille-pour-âge, les filles étaient plus touchées avec 14 cas (20%) de retard statural, pour P/A, T/A, P/T (P=0,49 ; p=0,84 ; p=0,96).

Tableau II : Répartition des enfants malnutris selon le sexe, le statu et l'âge

	P/A		T/A		P/T	
	Effectif	Pourcentage	Effectif	Pourcentage	Effectif	Pourcentage
Sexes						
Masculin (n=80)	21	26,25%	15	18,75%	8	10%
Féminin (n=70)	15	21,42%	14	20%	6	8,57%
Statut						
Parasités (n=42)	15	35,71%	11	26,19%	4	9,5%
Non parasités (n=108)	21	19,44%	18	16,66%	10	10,8%
Ages						
3 – 4 ans (n=62)	6	9,67%	20	32,25%	6	9,67%
5 – 6 ans (n=14)	2	14,28%	3	21,42%	2	14,28%
7 – 8 ans (n=17)	4	23,52%	1	5,88%	3	17,64%
9 – 10 ans (n=22)	1	4,54%	1	4,54%	1	4,54%
11 – 12 ans (n=25)	15	60%	1	4%	2	8%
13 – 14 ans (n=10)	8	80%	3	30%	0	0,00%
	36		29		14	

P/A : Poids/Age ; **T/A :** Taille/Age ; **P/T :** Poids/Taille

Répartition des enfants malnutris selon l'âge

L'insuffisance pondérale était plus élevée chez les enfants des tranches 13-14 ans et 11-12 ans, soit 80% (8/10) et 60% (15/25) respectivement (x^2=40,22 ; ddl=5 ; p=0,00). La tranche d'âge 3-4 ans avait un taux plus élevé de retard de croissance, soit 32,25% (20/62) (x^2=12,32 ; ddl=5 ; p=0,03). En revanche, la tranche 7-8 ans a été la plus touchée par l'émaciation (x^2=1,02 ; ddl=5 ; p=0,96). (Tableau III).

Répartition des types d'anémies en fonction des espèces parasitaires

En fonction des espèces, en cas d'infestation par *Schistosoma mansoni*, nous observons une anémie modérée 23,53% (4/17). Cependant, les enfants infestés par *Ankylostoma duodenale*_avaient une anémie légère (50%). Aucun cas d'anémie n'était observé chez les enfants infestés par *Ascaris lumbricoïdes*, *Entamoeba histolytica* et *Entamoeba coli*. (p=0,59) (Tableau III).

Répartition des types d'anémies en fonction du sexe

La répartition de l'anémie en fonction du sexe montre que le sexe masculin infesté présentait un taux d'anémie modérée élevé par rapport aux non infestés, soient 14,81% (4/27) et 3,77% (2/53) respectivement (x^2=12,94 ; ddl=6 ; p=0,04).

<u>Tableau III</u> : Répartition des types d'anémies en fonction du sexe et des espèces parasitaires.

		Types d'anémie					
		Modérée		légère		Absente	
		Effectif	Pourcentage	Effectif	Pourcentage	Effectif	Pourcentage
Statut (Infestation)							
Infestés	Masculin (n=27)	3	11,11%	4	14,81%	20	74,07%
	Féminin (n=15)	0	0,00%	1	6,66%	14	93,33%
Non Infestés	Masculin (n=53)	6	11,32%	2	3,77%	45	84,90%
	Féminin (n=55)	9	16,36%	4	7,27%	42	76,36%
Espèces							
Schistosoma mansoni (n=17)		4	23,53%	0	0,00%	13	76,47%
Ascaris lumbricoïdes (n=4)		0	0,00%	0	0,00%	4	100%
Ancylostoma duodenale (n=4)		1	25%	2	50%	1	25%
Trichuris trichiura (n=4)		0	0,00%	1	25%	3	75%
Entamoeba histolytica (n=7)		0	0,00%	0	0,00%	7	100%
Entamoeba coli (n=6)		0	0,00%	0	0,00%	6	(100%)

Discussion

Dans le cadre de l'évaluation de l'association entre les parasitoses intestinales et la malnutrition chez les enfants en milieu scolaire, un total de 150 enfants a été enrôlé dans notre étude (ratio sexe similaire), et traduisant une grande possibilité de représentativité des données dans les deux sexes au sein de la population ciblent. Nos données sont en accord avec celles de Garba et al., (2010) dans l'Adamaoua. Selon l'âge, Notre étude révèle une moyenne d'âge de 7,123±,53 ans, une médiane à 6 ans : (extrêmes 3-14 ans, [IQR : 4-10]). La tranche d'âge 3-4 ans (41,33%) étant majoritaire dans les deux sexes.

Au total 150 échantillons de selles ont été examinés ; un taux d'infestation global de 28% (42/150) a été observé. Ceci s'expliquerait par une faible taille de notre échantillon, 150 enfants comparés à 1600 et 420 respectivement dans les travaux ci-dessus cités. Ceci pourrait également s'expliquer par la période de collecte des données car depuis 2010, le ministère de la santé en collaboration avec le ministère de l'éducation de base a entrepris les campagnes de déparasitage trimestrielles (chaque 3 mois) de tous les élèves des écoles maternelles et primaires du Cameroun. Cependant, l'étude a débuté le 19 Janvier 2015 (rentrée scolaire du deuxième trimestre) et les élèves étaient de retour des congés. De plus, une campagne de déparasitage était annoncée pour le mois de Mars. Ce taux d'infestation se rapproche de celui obtenu par Tembten (2005) à Yaoundé (25%) et par Kouodjip et al., (2012) à Njombé (26,6%). Ce taux d'infestation est en deçà de celui obtenu par Tchuem et al., (2003) à Loum (68.6%) et par Nkengazong et al.,(2010) au Sud-Ouest du Cameroun (42,4%).

En fonction du sexe, notre étude montre une prédominance du taux d'infestation chez les élèves de sexe masculin, soit 64,28% contre 35,72% ($P<0,05$). Nos résultats sont comparables à ceux de Garba et al.,(2010) qui avaient trouvé parmi les enfants infestés 64,3% des garçons et 35,6% des filles et en accord avec ceux de Soheili et al.,(2004) qui avaient trouvé que le taux d'infestation était significativement plus élevé chez les garçons (58,8%) que chez les filles (41,2%). Ceci pourrait être attribué au fait que les garçons sont le plus souvent impliqués dans les activités de plein air comme le jeu (football, course...) et la pêche.

Suivant l'évolution d'âge des enfants, la tranche d'âge 11-12 ans était la plus parasitée, soit 26,2% (P=0.02). Cette observation se rapproche de celle rapportée par Menan et al., (1997) qui relève une prévalence plus élevée pour la tranche d'âge de 12-13 ans. Contrairement à ces observations, d'autres auteurs ont révélé que la tranche d'âge la plus touchée est généralement celle comprise entre 8 et 11 ans (Egwunyenga et al., 2005, Saotoing et al.,2011). Nous pouvons expliquer ces observations par le fait qu'à partir de ces tranches d'âge, les enfants sont de moins en moins surveillés par les parents et s'exposent aux risques d'infestation. On peut en déduire que le taux d'infestation croit avec l'âge.

Le taux de prévalence de la malnutrition, basé sur trois indicateurs de poids-pour-âge, taille-pour-âge et poids-pour-taille étaient de 24%, 19,33% et 9,33% respectivement. La prévalence de la malnutrition poids/Age de 24% est supérieure à celles obtenues par EDSC (2004) qui avait trouvé que le taux de malnutrition P/A était de 18% et par Tchuenteu (2009) qui avait trouvé 8,5%. Nos données sont largement inférieures à celles de Suttanu et al., (2008) et de Drabo et al., (2003) qui avaient respectivement retrouvés 33,7% et 65,4%. Cet indice reflèterait une sous-alimentation passée (chronique) et/ou présente (aiguë). Nous avons trouvé 29 cas (19,33%) de retard de croissance. Nos données sont largement supérieures à celles de Soheili et al., (2004) qui étaient de 6,6% et de Tchuenteu (2009) a comparaison du statut nutritionnel en fonction du sexe a montré une prévalence élevée chez les garçons (26,25%) que chez les filles (21,42%) pour l'indicateur Poids/Age sans différence significative. Cependant, Soheili et al., (2004) avaient trouvé un lien statistique avec prédominance de sexe masculin. Ceci s'expliquerait par le fait que les garçons ont tendance à être plus sous-alimentés que les filles.

L'insuffisance pondérale a été plus élevée chez les enfants des tranches 13-14 ans et 11-12 ans, soit 80% et 60% respectivement, avec une différence statistiquement significative (p=0,00). En revanche, la tranche d'âge 3-4 ans avait un taux plus élevé de retard de croissance, soit 32,25%, avec une différence statistiquement significative (p=0,03). Ceci reflèterait probablement le faible statut socio-économique de la plupart des populations de Njombé-Penja qui conduirait à un faible apport alimentaire des enfants.

Aucun lien statistique n'a été trouvé entre le retard de croissance, l'émaciation et l'infestation. Cependant, le taux d'insuffisance pondéral est significativement élevé (p=0,03) chez les enfants parasités 35,71% (14/42) par rapport aux non parasités 19,44% (21/108). Nos données sont en accord avec ceux de Soleili et al., 2004 qui ont montré que l'infestation aux parasites cause l'insuffisance pondérale chez les enfants en âge scolaire.

Concernant les espèces parasitaires intestinaux, six espèces ont été identifiées et l'espèce la plus rencontrée était Schistosoma *mansoni* (40,5%) avec une prévalence significativement élevée (p=0,0023). Plusieurs études ont montré la présence des schistosomes à Loum, près de cette localité (Tchuem et al., 2003 **et** Kouodjip et al., 2012) à Njombé. Ceci s'expliquerait par le fait qu'à Penja les cours d'eau sont largement utilisés par la population et peuvent être des gîtes potentiel des hôtes intermédiaires car certaines personnes utilisent les cours d'eaux comme latrines.

En fonction des espèces, nous constatons qu'en cas d'infestation à *Ascaris lumbricoïdes* et à *Trichirus trichiura*, nous avons un retard de croissance soit (50%). Par contre en présence de *Trichirus trichiura*, on note une insuffisance pondérale (75%). Plusieurs recherches antérieures, dont certaines sont mentionnées dans les documents de l'OMS, ont mis en évidence un rapport entre le parasitisme intestinal, et tout particulièrement la prévalence élevée des ascarides et l'altération de l'état nutritionnel chez les enfants dans les zones endémiques (WHO,1998). Dans l'arrondissement de Penja, le parasitisme intestinal exerce ses effets sur l'état nutritionnel des enfants conjointement avec d'autres facteurs comme les déficiences alimentaires. Toutefois, les comparaisons statistiques ne montrent aucune différence significative respectivement pour P/A, T/A, P/T (P=0,85 ; p=0,80 ; p=0,99).

Concernant l'anémie, aucun lien statistique n'a été observé entre le type d'anémie et l'infestation, l'âge et l'espèce parasitaire. Cependant, le taux d'anémie modérée était significativement plus élevé (p=0,04) chez les enfants parasités de sexe masculin. Ceci pourrait se justifier par le fait que dans notre étude une faible corrélation, mais positive a été trouvé entre l'ankylostome et l'anémie. Nos données sont en accord avec celle d'une étude menée au Cambodge chez les écoliers en milieu rural qui avait trouvé que l'ankylostomiase (cause classique d'anémie) était associée significativement à l'anémie.

Conclusion

Malgré les campagnes de déparasitage, les parasitoses intestinales sont très fréquentes au Cameroun. Avec un taux d'infestation globale de 28% (42/150), il ressort que *Schistosoma mansoni* (40,5%, 17/42) était l'espèce majoritairement retrouvée dans les selles. De plus, La malnutrition poids-pour-âge (P/A) était plus élevée chez les enfants parasités soit 35,71% (15/42). La promiscuité, la mauvaise d'hygiène corporelle et l'absence d'assainissement sont les principaux facteurs qui s'imbriquent pour entretenir la fréquence élevée des parasitoses intestinales.

Références bibliographiques

- Agbovi, V. K. (2007). *Rapport d'étude cap sur l'ulcère de Buruli dans les zones de Tsevie et d'Afagnan.* (Rapport d'étude). République Togolaise.
- Awasthi, S., & Pande, V. K. (2001). Six-monthly de-worming in infants to study effects on growth. *The Indian Journal of Pediatrics*, 68(9), 823-827. doi:10.1007/bf02762101
- Benouis, A., Bekkouche, Z., & Benmansour, Z. (2013). Étude épidémiologique des parasitoses intestinales humaines au niveau du CHU d'Oran. *International Journal of Innovation and Applied Studies, 2(*4), 613-620.
- Bousquinesq, M. (2000). La lutte contre les filarioses : porte d'entrée pour le contrôle des autres helminthiases ? *Médecine tropicale*, 331-333. Récupéré sur http://www.bdsp.ehesp.fr/Base/3522
- Buchy, P. (2003). Les parasitoses digestives dans la région de Mahajanga, côte Ouest de Madagascar. *Bulletin de la Société de Pathologie Exotique*, 96(1), 41-45.
- Crompton, D. W. (1999). How much human helminthiasis is there in the world ? *The Journal of Parasitology*, 85(3), 397. doi:10.2307/3285768
- Egwunyenga, A. O., & Ataikiru, P. D. (2005). Soil-transmitted helminthiasis among school age children in Ethiope East Local Government Area, Delta State, Nigeria. *African Journal of Biotechnology*, *4*(9), 938-941.
- Garba, C., & Mbofung, C. (2010). Relationship between malnutrition and parasitic infection among school children in the adamawa region of cameroon. *Pakistan Journal of Nutrition, 9*(11), 1094-1099. doi:10.3923/pjn.2010.1094.1099

- Hamit, M. A., Tidjani, M. T. (2008). Recent data on the prevalence of intestinal parasites in N'Djamena, Chad Republic. *African journal of environmental science and technology*, *2*(12), 407-411.
- Kalkan, I. H., & DAGLI, U. (2010). What is the most accurate method in the diagnosis of amebic dysentery ? *The Turkish Journal of Gastroenterology*, *21*(1), 87-90. doi:10.4318/tjg.2010.0062
- Koudjip, N., Lehman, N., & Bilong, B. (2012). Diagnostic des parasitoses intestinales à l'aide de la Microscopie à fluorescence. *Médecine d'Afrique noire, 59*(7), 378 – 385.
- Menan, E. I., Nebavi, N., Adjetey, T., Assavo, T., Kiki-Barro, P., & Kone, M. (1997). Profil des helminthiases intestinales chez les enfants d'âge scolaire dans la ville d'Abidjan. *Santé publique*, 1-4. Récupéré sur http://www.pathexo.fr/documents/articles-bull/T90-1-1796.pdf
- Njiokou, F. Y. (2004). Dynamique des schistosomoses intestinales au Cameroun : évolution de la transmission dans le foyer mixte de Nkolmébanga. *Médecine Tropicale*, 351- 354.
- Nkengazong, L., Njiokou, F., Wanji, S., Teukeng, F., Enyong, P., & Asongany, T. (2010). Prevalence of soil transmitted helminths and impact of Albendazole on parasitic indices in Kotto Barombi and Marumba II villages. *African Journal of Environmental Science and Technology*, *4*(3), 115-121.
- Organisation Mondiale de la Santé. (1998). *Guidelines for the evaluation of soil transmitted helminthiasis and schistosomiasis at community level : a guide for managers of control programmes.* Genève : OMS.
- Organisation Mondiale de la Santé. (2008). *Chimio prévention des helminthiases chez l'homme. Utilisation coordonnée des médicaments anthelminthiques pour les interventions de lutte : Manuel à l'intention des professionnels de la santé et des administrateurs de programmes.* Genève : OMS.
- Organisation Mondiale de la Santé. (2015*). Géohelminthiases* : Aide-mémoire N°366. Repéré sur http://www.who.int/ mediacentre/factsheets/fs366/fr/
- Rohingam, D. (2008). *Fréquence des parasitoses intestinales dépistées à la Société de Laboratoire d'Analyses Biomédicales de Guinée*. (Thèse de doctorat). Université Gamal Abdel, Conakry.
- Saotoing, P., Vroumsia, T., Njan, A., Tchuenguem, F., & Messi, J. (2011). Epidemiological survey of schistosomiasis due to schistosoma haematobium in some primary schools in the town of maroua, far north region Cameroon. *International journal of tropical medicine, 6*(2), 19-24. doi:10.3923/ijtmed.2011.19.24
- Soleili, A. A. (2004). Relationship of intestinal parasitic infections to malnutrition among school children near Tehran, Iran. *Parasitic infections and malnutrition among Iranian, 35*(1), 116-118.

- Tagajdid, R., Lemkhente, Z., Errami, M., El Mellouki, W., & Lmimouni, B. (2011). Portage parasitaire intestinal chez l'enfant scolarisé à Salé, Maroc. *Bulletin de la société de pathologie exotique*, 105(1), 40-45. doi:10.1007/s13149-011-0137-5
- Talla, F. C. (2004). *Analyse des données épidémiologiques sur la schistosomiase à Loum*. (Master's thesis). Université de Yaoundé I, Cameroun.
- Tchuem Tchuente, L., Behnke, J. M., Gilbert, F. S., Southgate, V. R., & Vercruysse, J. (2003). Polyparasitism with Schistosoma haematobium and soil-transmitted helminth infections among school children in Loum. *Cameroon. Tropical Medicine and International Health*, *8*(11), 975-986. doi:10.1046/j.1360-2276.2003.01120.x
- Tchuenté, L. A. (2005). La lutte contre la schistosomiase : un défi et perspectives pour le XXIème siècle. *Bulletin de la Société de Pathologie Exotique, 99*(5), 372 – 376.
- Tchuenté, L. A., Southgate, V. R., & Vercruysse, J. (2001). La bilharziose et les géo helminthiases dans l'arrondissement de Makénéné, province du Centre, Cameroun. *Bulletin de liaison et de documentation de l'OCEAC*, 19-22.
- Tchuenté, L. S. (2001). La bilharziose et les géo helminthiases dans l'arrondissement de Makénéné, province du Centre, Cameroun. *Bulletin de liaison et de documentation de l'OCEAC*, 19-22.
- Tchuenteu, N. (2009). *Données anthropométriques des enfants d'âge préscolaire à Garoua Cameroun*. (Mémoire de thèse). Université de Yaoundé I, Cameroun.
- Tembten, N., 2005. Etude du polyparasitisme à nématodes intestinaux ovipares chez les enfants en milieu urbain : cas des élèves de l'école publique de N'komo-Yaoundé, 62p.
- Ye, D., Drabo, Y., Ouedraogo, D., & Sawadogo, A. (2003). Profil pondéral du sujet jeune en milieu scolaire à Ouagadougou (Burkina Faso). *Archives de Pédiatrie*, *10*(7), 652-653. doi:10.1016/s0929-693x(03)00291-4

L'hygiène hospitalière dans les formations hospitalières en Afrique

Paulette EYONO[1] *et Ignace Bertrand NDZANA*[2]

Résumé

L'hygiène hospitalière constitue un indicateur de qualité des soins et de sécurité du patient. Elle prend en compte l'organisation des soins, la protection des personnes, la surveillance, la communication interne sur des infections nosocomiales, la formation du personnel hospitalier, les mesures d'asepsie, la gestion du linge, des déchets, du matériel et équipement et de l'environnement hospitalier. Au regard des analyses étayées sur ce sujet, certaines font allusion à la méconnaissance des pratiques hospitalières des personnels de santé, les uns relèvent l'inadéquation entre les connaissances théoriques et les connaissances pratiques, d'autres encore se limitent sur des décalages récurrents entre gestes, normes techniques, paroles d'acteurs et pratiques hospitalières. Ces dysfonctionnements témoignent de l'absence d'appropriation des techniques de prévention des risques sanitaires infectieux par les professionnels de santé dans les formations sanitaires. Ce qui laisse penser que l'hygiène hospitalière reste une question cruciale en Afrique. Vue sous l'angle managérial, une approche polysémique de ces dysfonctionnements permet de comprendre qu'au-delà des dimensions éthiques médicales et des normes techniques dans un environnement culturel se construisent des représentations de risques infectieux où des nouvelles pistes émergentes peuvent survenir dans la superposition d'espaces techniques traduits par une confusion dans les gestes, largement perçues comme exogènes et dépourvues de fondements pratiques et obligations sociales qui brouillent les chaînes

[1] Infirmière supérieure et titulaire d'un Master en Gestion Hospitalière et Doctoante à l'Ecole des Sciences de la Santé de l'Université Catholique d'Afrique Centrale de Yaoundé.

[2] Anthropologue et enseignant à l'Université de Ngaoundéré et à l'Université Catholique d'Afrique Centrale de Yaoundé.

gestuelles techniques. La résolution de ce problème suppose que l'organisation soit axée sur l'intégration individuelle et collective du savoir-faire et l'appropriation de techniques permettant de prévenir les risques infectieux. La mise en place d'une meilleure synchronisation de ces activités permettra l'amélioration de la qualité des soins offerte, la réduction des conséquences des cas d'hospitalisme à long séjour, la réduction de consommation des antibiotiques et des surcoûts d'hospitalisation, les litiges liés aux infections nosocomiales pouvant porter gravement atteinte à l'image de l'hôpital.

Mots clés : organisation, prévention, infections nosocomiales, qualité de soins, hygiène.

Abstract

Hospital *hygiene is an indicator of quality of care and patient safety. It takes into account the organization of the care, the protection of the people, the surveillance, the internal communication on nosocomial infections, the training of the hospital staff, the measures of asepsis, the management of the linen, the waste, the material and the equipment and the hospital environment. In the light of the analyzes supported on this subject, some allude to the ignorance of the hospital practices of the health personnel, some note the mismatch between the theoretical knowledge and the practical knowledge, still others are limited on recurring gaps between gestures., technical standards, words of actors and hospital practices. These dysfunctions testify to the lack of appropriation of the techniques of prevention of infectious health risks by health professionals in health facilities. This suggests that hospital hygiene remains a critical issue in Africa. From the managerial point of view, a polysemous approach to these dysfunctions makes it possible to understand that beyond the medical ethical dimensions and the technical norms in a cultural environment are constructed representations of infectious risks where new emerging tracks can arise in the superposition of technical spaces translated by a confusion in the gestures, widely perceived as exogenous and deprived of practical bases and social obligations which scramble the technical gestural chains. Solving this problem requires that the organization focus on the individual and collective integration of know-how and the appropriation of techniques to prevent infectious risks. The establishment of a better synchronization of these activities will allow the improvement of the quality of the care offered, the reduction of the consequences of cases of long-stay hospitalization, the reduction of consumption of the antibiotics and the additional costs of hospitalization, the nosocomial infections litigation that could seriously affect the image of the hospital.*

Key words *: organization, prevention, nosocomial infections, quality of care, hygiene.*

Introduction

Dans toutes les régions du monde, les hôpitaux sont considérés comme des cibles de l'action de santé publique en dépit du fait qu'ils sont des lieux de souffrance, de crainte et d'espérance. Ils offrent un écosystème propice à la diffusion des microorganismes infectieux potentiellement épidémiogènes, à l'acquisition de résistances microbiennes, aux risques infectieux professionnels, à la multiplication des infections nosocomiales et aux risques épidémiques. En fait, l'hygiène à l'hôpital s'offre comme le moyen sûr pour la prévention des infections à l'ère de la qualité. Elle se définie comme étant « *un ensemble des principes et des pratiques visant d'une part à conserver la santé et d'autre part à assurer l'intégrité des fonctions de l'organisme* [3] ». C'est une notion extrêmement importante de la discipline médicale qui englobe un grand nombre de concepts : « l'antisepsie », « la stérilisation »et concerne principalement « la lutte contre les infections nosocomiales ». Elle fait partie des préoccupations quotidiennes des professionnels de la santé dans le respect des mesures de prévention et du principe d'asepsie, la sélection et l'utilisation de produits standardisés, matériels et équipements adaptés aux soins. Toutes ces mesures et ces principes entrainent la diminution du taux d'infections hospitalières et les complications liées, la réduction de la durée moyenne d'hospitalisation et celle des coûts financiers. Dans un contexte de pluralisme médical[4] comme celui de l'Afrique où évoluent

---

[3] Myriam, H. 2009, « Hygiène et prévention des infections nosocomiales » Elsevier Masson.

[4] Ndzana ; 2013, p.68 « les recours thérapeutiques pluriels : une réalité du dynamisme de la médecine africaine », Tropiques santé N°2, PUCAC, Yaoundé.

les professionnels de santé, la mise en œuvre de l'hygiène hospitalière repose sur la collaboration de tous les acteurs[5] africains (personnels soignants et non soignants). La pratique de l'hygiène dans ces formations hospitalières est une réalité évidente. Car, elle ne dépend pas uniquement des connaissances en matière d'hygiène hospitalière ni des moyens engagés, mais elle s'appuie principalement sur la maitrise des multiples techniques prophylactiques propres au continent africain[6].

De même, elle est confrontée aux contraintes organisationnelles, et à un environnement socioculturel construit sur les représentations des risques et des erreurs médicales minorés voire niés. Au regard de cette situation, l'étude présentée dans cet article a pour objectif de centrer la problématique de la mise en œuvre et du respect des pratiques rigoureuses d'hygiène hospitalière sur les professionnels de santé, représentant l'échelon fondamental dans les pratiques préventives des infections nosocomiales au sein des formations sanitaires africaines. Selon des univers de réception complexes, ces acteurs de soins s'approprient les informations sélectionnées en fonction de choix ouverts mêlant des données rationnelles avec des normes sociales ou des craintes. Il ne s'agit pas ici de se limiter à évaluer leurs savoirs faire techniques, mais d'analyser les pratiques de soins à partir des identités professionnelles des soignants. Ce qui suppose travailler sur les dimensions plurielles - cognitives, affectives et sociales. Notre hypothèse est que la prévention du risque infectieux qui n'est autre que l'hygiène hospitalière implique de mettre en lumière les différentes logiques sociales et culturelles qui déforment les organisations théoriques lors de leur mise en forme pratique. Si l'on s'accorde sur ce point, les formations sanitaires en Afrique devraient être pensées comme un espace complexe où s'articulent diverses dimensions sociales, éthiques, médicales, et techniques. De ce fait, la mission de prévention et contrôle d'infection ne pourra s'intégrer parfaitement dans ce qui est aujourd'hui un challenge supplémentaire, à savoir la qualité des soins et la sécurité du personnel de santé et du patient.

---

5 Chevalier et *al.* 2008

6 Ndzana ; 2013

1. Approche méthodologique

L'approche méthodologique qui a conduit à la rédaction de cet article repose sur la revue de la littérature et les entretiens avec le personnel de santé. Le caractère africain de cette étude repose sur une littérature abondante qui englobe de nombreux travaux qui touchent plusieurs pays africains. La problématique de l'hygiène hospitalière concerne dont l'Afrique dans son ensemble. La revue de littérature occupe donc une place importance dans le cadre de cette réflexion. Elle a permis de comprendre et d'expliquer le contexte dans lequel travaillent les professionnels de santé africains caractérisé par l'insuffisance et la mauvaise répartition des ressources humaines. Cette situation provoque une sorte de pression et un manque de respect des regles d'hygiène qui conduit certainement à des infections de leur part. La deuxième technique déployée repose sur les entretiens avec les acteurs clés d'un établissement hospitalier. Ces entretiens se sont déroulés à l'Hôpital Central de Yaoundé, structure sanitaire de référence qui accueille de nombreux malades venant de toute l'Afrique. Il est situé à Yaoundé au Cameroun, carrefour d'Afrique où habitent et transitent les populations venant de toute l'Afrique. Ainsi, trois médecins hygiénistes, trois infirmier(e)s hygiénistes, trois pharmaciens hospitaliers et deux biologistes constituent la population de cette étude. L'approche adoptée étant qualitative, ce nombre pour nous est jugé suffisant et le choix de ces professionnels de santé a été fait sur la base de leur ancienneté au service. Ces derniers dans le cadre de leur exercice font face à un milieu où coexistent des pratiques de santé et des acteurs qui ont des cultures variées et diverses. Le guide d'entretiens a servi d'outil d'enquête pendant la collecte des données et comportait quelques thèmes relatifs aux pratiques du personnel de santé en matière d'hygiène dans leur milieu de travail. Ainsi, les leurs pratiques en matière de l'observation des règles d'hygiène, la gestion de l'environnement hospitalier étaient quelques thèmes abordés pendant les entretiens. Dans la logique de l'enquête qualitative, les données collectées pendant nos investigations ont été traitées par la technique de l'analyse de contenu.

Selon Bardin, l'analyse du contenu renvoie à « *un ensemble de techniques d'analyse des communications visant par des procédures systématiques et objectives de description du contenu des messages, à obtenir des indicateurs quantifiables ou non, permettant l'inférence des connaissances relatives aux conditions de production/de réception de ces messages. »*[7] Elle est donc fondée sur la déduction et l'inférence à la suite d'un effort d'interprétation des messages ou informations obtenues entre la rigueur de l'objectivité et la fécondité de la subjectivité. Les thèmes, les sous-thèmes et les items ont été regroupés par catégorie, puis interprétés en fonction de notre objectif global. L'analyse stratégique de Crozier a guidé les interprétations des données secondaires et empiriques.

2. Pluralisme médical en Afrique

Parler d'hygiène hospitalière suscite « *un débat autour du* pluralisme *médical qui est une réalité évidente du contexte où évoluent les professionnels de santé africains* » (Ndzana ; 2013 : 66). En effet, en Afrique, les professionnels de santé évoluent dans milieu par excellence, où se déploient une variété de systèmes de santé qui cohabitent et s'affrontent, offrant la possibilité au malade d'opérer son choix ou ses préférences dans un processus de recherche de la santé. Selon Ndzana, le pluralisme médical fait allusion à deux types de médecine : la médecine exogène ou « conventionnelle »importée par l'occident en Afrique, et la médecine endogène ou « traditionnelle ». La médecine exogène, de forme visible, se pratique dans des structures spécifiques tels que l'hôpital, la clinique, le centre de santé, etc. Elle fonctionne sur la base des lois, règles, règlements, méthodes, modes, principes, protocoles et techniques scientifiques démontrables. Elle est reconnue par les Etats africains, convaincus de son importance et son efficacité à travers l'offre garantie sur le caractère minimisé des effets secondaires des soins.

Pour assurer la protection et la sécurité des personnes malades et la renommée de la structure sanitaire, les Etats investissent d'énormes moyens dans la mise en place des structures sanitaires, l'organisation et la pratique des soins, le développement stratégique des ressources humaines, la disponibilité des équipements et le bon fonctionnement des services de soins. La médecine exogène quant à elle, existe depuis l'époque antique. Cela sous-tend que l'Afrique regorge des recettes thérapeutiques diversifiées propres à la santé et à la prévention des maladies africaines toujours prospères et efficaces. Jadis considérée

[7] Bardin, *L'analyse de contenu*, Paris, PUF, 1986, p43.

comme archaïque primitive non occidentale et sans méthodes par l'OMS (1976), cité par Lantrim (1978) cité par Ndzana (2013), « *La médecine traditionnelle africaine serait l'ensemble de toutes les connaissances pratiques explicables ou non visant à diagnostiquer, prévenir, ou éliminer un déséquilibre physique, mental ou social en s'appuyant exclusivement sur l'expérience vécue et l'observation transmise de génération en génération oralement ou par écrit* ». Elle a ses principes, ses fondements, ses pratiques, ses caractéristiques, ses explications et ses enseignements. Or, dans le contexte où malheur et bonheur se partagent, la maladie est considérée d'abord comme un phénomène naturel. Le diagnostic symptomatique apparent est socioculturel et mystique. Ce qui s'explique par un dysfonctionnement physiologique. La maladie est le début du processus de rupture de l'harmonie existant entre l'homme et son milieu ambiant. Ce processus s'accentue encore plus dans un environnement peu connu comme celui de l'hôpital, provoquant en la personne déprimée, un stress qui est néfaste pour lui pouvant l'entrainer à la mort dans un avenir plus ou moins proche. La mort n'est que la conséquence d'une action maléfique provoquée par la violation d'un interdit, de l'égoïsme, d'individualisme ou encore par les méchants, juste pour nuire ou pour se venger. (Ewolo Nga (2003) cité par Ndzana (2013).

Au regard de la complexité du contexte socioculturel africain, prévenir le risque infectieux dans les formations sanitaires implique la réalisation des différentes logiques socioculturelles déformant les ordonnances théoriques lors de leur mise en forme pratique par le personnel de santé. Dans ce contexte, il semble facile pour les acteurs d'ignorer les réalités des infections nosocomiales lors des soins, voire difficile de prendre en compte l'hygiène hospitalière pour de prétendre guérir les maladies africaines.

3. Établissements sanitaires, cibles privilégiées de l'action de la santé publique

Dans tous les pays du monde, les hôpitaux offrent un écosystème propice à la diffusion des agents infectieux potentiellement épidémiogènes et résistants. Depuis les années 1990, le risque infectieux nosocomial au sein des hôpitaux est activement pris en charge dans les pays du Nord (Ellenberg, 2005 ; Suetens, 2011). Selon Weber (2011), en Europe, 5 à 10 % des patients hospitalisés contractent une infection nosocomiale ; en France, ces infections atteignent 5 % des hospitalisés et sont responsables de 2,8 % des décès hospitaliers. En revanche, en Afrique intertropicale, les infections nosocomiales restent très largement ignorées : elles sont insuffisamment recherchées, diagnostiquées et déclarées, à en croire l'ensemble des 9000 articles publiés par la littérature médicale dans le monde[8]sur le sujet entre 1990 et 2005, bien qu'on ait pu recenser un peu moins de 100 publications traitant d'infections nosocomiales.

4. Organisation dynamique des hôpitaux

- **La gestion des ressources humaines de la santé**

Selon la Norme internationale de l'OMS cité par Meignant[9], l'une des conditions sine qua non pour atteindre les OMD liés à la santé en 2015 était de « *disposer à temps et en permanence, les effectifs des RHS suffisants, compétents et motivés tant en* quantité qu'en qualité *pour effectuer le travail nécessaire* ». Après le constat de l'échec de ces Objectifs du Millénaire pour le Développement en 2015, l'on est passé aux Objectifs du Développement Durable (ODD). L'un de ces Objectifs notamment le N° 3 vise à « *permettre à tous de vivre en bonne santé et promouvoir le bien-être de tous à tous les âges* ». Le séjour des patients et du personnel de santé dans un établissement hospitalier doit être protégé et indemne sur le plan morbide. A l'échelle mondiale, l'OMS relevait déjà en 2006 qu' « *1,3 milliard de personnes n'ont pas accès aux soins les plus élémentaires dans le monde ... que les ressources humaines en santé représentent un effectif total de 60 millions de personnes qui constituent une part importante du nombre total de travailleurs* ». Ce rapport met en relief un déficit combiné d'agents de santé dans le monde avec une densité combinée de 0,4/1000 habitants, largement inférieur au ratio des RHS estimé à 2,3/1000 habitants.

En Europe, la densité des ressources humaines de la santé est estimée à 18,9 RHS/1000 habitants au km^2, aux Amériques à 24,8 RHS, et en Afrique à 2,3 RHS. Le ratio combiné de RHS est de 0,63/1000 habitants. Ce chiffre est largement inférieur à 2,3/1000. Il reste aussi très insignifiant par rapport à la couverture sanitaire (OMS, 2008). Au regard de ces chiffres, l'Afrique reste le continent le moins pourvu en

---

[8] Simon et *al.*, 2006

[9] Meignant, 1997 dans *Manager la formation*, Ed Liaisons

ressources humaines de la santé dont la densité est très inférieure à la moyenne. Ce continent regroupe à elle seule malheureusement 36 pays au sud du Sahara qui sont non seulement les plus peuplés, mais aussi et surtout sont confrontés à la pénurie aiguë des RH, à un faible niveau de vie, à un revenu moyen inférieur à 50$ US et à un taux de morbidité le plus élevé par rapport aux pays riches dans le monde. Cette inégalité dans la répartition de RHS serait due d'une part à la mauvaise distribution géographique, d'autre part à l'inadéquation entre les effectifs et les besoins de santé dans le monde (OMS, 2007).

En Afrique subsaharienne, sur le plan démographique, selon les données statistiques du Ministère de la Santé Publique[10], le Cameroun compte une Population totale de 21, 700,000 habitants[11]. Son Revenu national brut par habitant ($ internationaux PPA) est de 2,270. L'espérance de vie à la naissance par an oscille entre cinquante-cinq et cinquante-sept ans. Le quotient de mortalité infanto-juvénile pour 1000 naissances vivantes est de 95. Le quotient de mortalité 15-60 ans h/f pour 1000 est de 371/349. Les dépenses totales consacrées à la santé par habitant ($ internationaux) s'élèvent à 120$/habitant pour la période 2007 et 2010. Les dépenses totales consacrées à la santé en % du PIB s'élèvent à 5.1. Sur le plan sanitaire, le Ministre de la Santé Publique[12]du Cameroun compte un médecin pour 11.000 habitants, 1 infirmier pour 2.000 habitants, et 1 aide soignant pour 3.000 habitants ; ces chiffres se situent dans la moyenne observée en Afrique subsaharienne. Entre 1998 et 2012, indiquant ainsi une régression, le ratio médecin/population est passé de 1 pour 9164 à 1 pour 11.000 habitants, et celui infirmier/population de 1 pour 2214 à 1 pour 2249 habitants et 1 aide soignant pour 3.000 habitants. Ces chiffres se situent dans la moyenne observée pour les pays d'Afrique subsaharienne. Cependant, le Cameroun dispose d'un potentiel humain important de professionnels de santé pour la plupart non répertorié du fait de leur exode ou de leur exercice en privé, il s'agit des gestionnaires des hôpitaux et sanitaires, des administrateurs de la santé, des médecins, des spécialistes, des infirmiers, des paramédicaux, du personnel d'appui dans divers domaines de la médecine curative, de la médecine

[10] Sources : rapport 2012 du Minsanté du Cameroun.

[11] Enquête Démographique et de Santé et à Indicateurs Multiples EDS-MICS 2011

[12] Premier séminaire sur la mise en place d'un fichier des ressources humaines en santé au Cameroun, avril 2012

préventive, de la santé publique, des planificateurs, etc. Tous ces professionnels devraient travailler en collaboration pour un objectif commun qui est la qualité de soin et la sécurité des personnes malades.

Pour le cas du Sénégal, l'ensemble des agents de santé est estimé à 13 110 (MINSANTE, 2007). La proportion des RHS du secteur public est de 7% et les 93% restants se trouvent dans le secteur privé. Cet effectif devrait augmenter de 25000 agents de santé (OMS, 2008) pour répondre aux besoins de santé de la population sénégalaise et aux objectifs des OMD.

Le Tchad compte environ 11 200 000 d'habitants. D'après le Plan stratégique de développement des ressources humaines pour la santé de 2011-2020 du MSP du Tchad, DJEDOSSOUM AOUNDANGAR[13] relève que l'effectif tant sur le plan qualitatif que sur le plan quantitatif est de 5 977agents de santé toutes catégories confondues ; soit une densité inférieure àun médecin pour 10 000 habitants et trois infirmiers et sages-femmes pour 10 000 habitants. Cet effectif est quasi-insuffisant et inégalement voire mal réparti (OMS, (2012. Au Burkina Faso, malgré l'augmentation des effectifs entre 2006 et 2010, l'Annuaire statistique du Minsanté relève une grave pénurie d'agents de santé : 0,45 médecin pour 10 000 habitants, 3,57 infirmières pour 10 000 habitants, 2,39 sages-femmes pour 10 000 habitants. Ces effectifs de santé sont inférieurs à 2,3/1000 habitants pour répondre aux besoins croissants de la population.

Au Gabon**,** le secteur public en 2005 comptait 8.050 agents de santé alors que le secteur privé en comptait 2.849, soit 38,01% agents de sexe féminin ; 94,19% soit 7.583 agents du secteur public ayant un âge compris entre 30 et 50 ans. Brazzaville et Pointe-Noire renferment à elles seules 5.135 agents soit 70,63%. Brazzaville compte plus de la moitié du personnel du secteur privé avec un effectif de 1.464 agents soit 51,0 %. En 2006, le secteur de la santé comptait 10.376 agents avec 63, 04% du personnel féminin. En 2007, l'effectif du personnel en poste dans les formations sanitaires publiques des différents départements est évalué à 7.270 agents. Comparé à la population nationale, ces chiffres restent très insignifiants.

[13] Rapport de la Banque Mondiale, (2011 : 11).

Le Mali est situé au cœur de l'Afrique de l'Ouest, sa superficie est de 1 241 000km^2 pour 14 000 000 d'habitants. L'OMS enregistre comme démographie médicale, 1 médecin pour 14 612 habitants (norme OMS = 10000), 1 infirmier pour 18 145 habitants (norme OMS = 5000) et 1 sage femme pour 21440 habitants (norme OMS = 5000). On enregistre donc une insuffisance des ressources humaines en santé au Mali. Le Niger est classé parmi les pays les plus pauvres du monde. En 2005, on recensait 377 médecins et 2716 infirmiers pour 14 millions d'habitants (OMS, 2006).

5. Mauvaise distribution géographique des ressources humaines de la santé

Dans le monde, bien que l'estimation du déficit en ressources humaines dans le secteur de la santé représente quatre millions, il reste un exercice complexe en raison des méthodes et des données utilisées dans les pays d'Afrique subsaharienne. En 2003, USAID décriait déjà dans son rapport, une véritable crise des ressources humaines dans le secteur santé en Afrique. Bien qu'il y ait plusieurs dimensions susceptibles d'être explorées pour résoudre ce problème, la principale action visant à améliorer l'utilisation des RHS et résorber ce déficit reste la gestion stratégique des personnels de santé : i) à une gestion non-rationnelle des personnels qui aboutit à la non-maîtrise des effectifs, ii) à une faible productivité causée par un environnement de travail inadéquat et une démotivation généralisée, iii) à l'absence d'une politique stratégique de développement des ressources humaines en santé, iv) à l'arrêt de recrutement des personnels de santé du fait de la mise en œuvre des plans d'ajustement structurel, v) au timide recrutement des personnels de santé dans la fonction publique[14], vi) à la fuite des cerveaux suite à la crise économique, vii) à la stabilité pendant plusieurs années des effectifs de personnels vieillissants et de retraités sans remplacements, viii) la formation du personnel de santé présente également des lacunes et les formations continues et les séminaires de courte durée organisés dans les formations sanitaires n'ont pas d'impact sur l'amélioration de la performance des services de santé comme l'ont déclaré, les personnels de santé interrogés.

---

[14] Recrutement spécial des 25 000 de 2013 par la fonction publique au Cameroun.

6. Gestion des compétences des RHS

Dans les hôpitaux africains, malgré le phénomène de « *glissement des fonctions et de décalages hiérarchiques* » (Jaffré et Olivier de Sardan, 2003), la division des tâches au sein du personnel est relativement bien respectée, notamment entre médecins, infirmiers et femmes de salle/manœuvres. Cependant, il existe un réel problème dans le recrutement du personnel soignant. Les hôpitaux recrutent principalement les aides-soignants ou mieux un personnel non soignant qui suit la formation dans le tas et devient à la longue aide-soignant ou infirmier par abus de langage. Les derniers recrutements de 25 mille à la Fonction Publique décidés par le Chef de l'Etat en 2011 ont davantage enrichi les formations sanitaires de ce type de personnels. Ces derniers ne peuvent pas appliquer les règles d'asepsie s'ils n'en connaissent pas l'importance. La négligence des principes d'asepsie et les fautes récurrentes d'asepsie par les médecins et le personnel, souvent mises dans le compte de la charge de travail et le manque de matériel sont de plus en plus déplorables. Au Niger tout comme dans la majorité des pays africains, les dimensions du risque sont multiples : le lavage des mains n'est que très peu respecté. Les gants d'examen sont utilisés pour l'ensemble de la visite. L'application des règles d'hygiène peut s'avérer très contraignante, comme le montre également Amiel (2005).

En fait, outre la précarité et l'insuffisance des supports matériels pour assurer une certaine congruence entre les connaissances et les pratiques, les conduites d'hygiène sont largement régies par l'habitude et la routine (Amiel, 2005). Côtoyer tous les jours le risque infectieux fait qu'il ne suscite plus les mêmes craintes comme l'illustrent les propos de ce médecin et de cette infirmière du service de médecine infectieuse : « *Bon, si on est médecin, est-ce que l'on doit avoir peur ? Parce que même si on n'est pas dans un service de maladies contagieuses, on a tout, surtout en service de médecine, des fois il faut trier, si on a un cas de méningite après, il faut l'envoyer en maladies infectieuses Sinon, on n'a pas peur. Je n'ai pas peur des maladies contagieuses* ». Enfin, dans bien des cas, et comme dans l'étude de Hancart-Petit et *al*. (2011), le risque est avant tout pensé pour soi et non pour le malade. La culture profane ordonnançant le propre et le pur est diversement appliquée : pour les injections ou les cathéters, ce n'est pas un souci pour le personnel soignant, le manque de matériel n'est pas tellement grave ni un problème, les précautions sont prises. En tout cas, comme l'explique une infirmière, « *moi je prends des précautions, je fais attention, je fais tout avec les gants pour la réalisation de gestes médicaux* ».

Mais, à cela, sans doute faut-il ajouter ce qui relève d'une certaine conception de la responsabilité médicale. En effet, la prise de conscience des professionnels de la santé devrait leur permettre de comprendre que les savoirs médicaux ne sont pas une science faite ou statique mais une science dynamique toujours à faire, fragmentaire, instable et réfutable (Bonah, 2007), et réaliser qu'ils ne peuvent empêcher la précarité des lieux de soins et la fragilité des vies. Les propos tels que laisse présager la lassitude plutôt que fatalisme : « *les erreurs médicales, n'existe pas vraiment car on s'en remet toujours à Dieu. Si ça ne marche pas, ce n'est pas vraiment la faute du médecin, c'est que Dieu l'a voulu ainsi… Et puis, aujourd'hui, il y a des gens qui cherchent. Les familles qui ont des médecins dans leurs parents, parfois, ils peuvent repérer une erreur médicale mais, même dans ce cas-là,, ça ne va jamais jusqu'au procès. Si une partie de la famille veut prendre en compte l'erreur, une autre partie dit qu'il faut laisser car c'est la volonté de Dieu. Et donc, il n'y a jamais de procès, on trouve toujours des arrangements* ». L'on comprend ici que le temps de la vie appartient à Dieu (Panzac, 1986 ; Hartog, 2003). La société d'interconnaissance et le manque de contre-pouvoir obligent à minorer les oppositions qui se conjuguent ici et font que le rappel à l'ordre que constitue l'erreur médicale n'a pas véritablement sa place dans ce contexte hospitalier africain.

Au regard de ces informations, la pénurie aiguë des RHS, régulièrement invoquée et jugée critique dans les 36 pays subsahariens où les besoins en santé sont plus criards, est due à la mauvaise distribution géographique entre les effectifs et les besoins de santé des populations. On note aussi le manque de la mise en œuvre du système national d'information sanitaire qui, en principe se définit comme l'ensemble des personnes, des procédures et d'outils organisés pour fournir l'information en temps voulu sur les infections nosocomiales par les formations sanitaires. Dans le système de santé camerounais, le Système d'Information Sanitaire (SIS) comporte des manquements graves à ce jour (Stratégie Sectorielle de Santé 2105-2019). Alors que son but est de produire des informations fiables et pertinentes pour la planification, la mise en œuvre, la gestion, le suivi et l'évaluation des activités d'hygiène hospitalière dans les établissements de santé et à différents niveaux du système de santé camerounais. A cela nous pouvons aussi ajouter l'insuffisance dans les connaissances due à l'inadéquation dans les programmes de formation dispensée[15] dans les écoles de formations des professionnels de santé conduisant ainsi à un cycle de formation-évaluation qui semble largement voué à l'échec. Cette insuffisance se vérifie dans les formations sanitaires à partir du non-respect des mesures et des principes d'asepsie d'ailleurs bafoués tant chez les médecins que chez le reste du personnel soignant. Ces comportements constituent un handicap majeur pour la qualité de soin et la sécurité des personnes malades.

7. Hygiène hospitalière, un décalage entre la parole et le geste

Les dysfonctionnements dans les pratiques de soins sont nombreux. Les soignants négligent très largement les recommandations en matière d'hygiène : le lavage des mains, le port des gants. Voici quelques exemples vécus dans certains hôpitaux en Afrique subsaharienne :

- **Le lavage des mains et le port des gants**

Dans le cas d'un pansement, les normes en santé publique, il faut d'abord se laver les mains, enfiler les gants d'examens, défaire le bandage et retirer les compresses avec ces gants d'examen ; ensuite, pour ne pas utiliser deux paires de gants stériles, il est conseillé de se laver à nouveau les mains, préparer le matériel sur le chariot de soins propre, enfin enfiler les gants stériles et à partir de là, ne plus manipuler que du matériel stérile.

Cas 1 : S'agissant des médicaux d'abord, l'ensemble des visites médicales et des consultations externes observées montre que le lavage des mains est un acte totalement absent. Ni avant, ni après, ni entre les patients. Plus gr ave, les gestes médicaux invasifs, tels que les pansements, les ponctions d'ascite, les ponctions lombaires, sont réalisés sans respect des mesures d'hygiène et d'asepsie de base.

Cas 2 : S'agissant des personnels soignants et des paramédicaux, les pratiques mises en œuvre sont toujours les mêmes. Bref, les infirmiers

---

[15] Nkoum et *al.* 2013, p.140 « *formation infirmière au Cameroun : nécessité de repenser les fondements » PUCAC, Yaoundé.*

portent généralement des gants d'examen non stériles. Au préalable, avant les soins, leurs mains ne font l'objet d'aucun lavage systématique. Ils gardent ces gants pour tous les actes réalisés, sans penser à les changer entre chaque patient.

- **Enchaînement de fautes d'asepsie**

Cas 3 : Généralement, dans nos établissements de santé en Afrique, la personne malade se charge elle-même d'acheter tout le matériel de soin prescrit. Au service de maternité, une infirmière est occupée avec une jeune parturiente pour la pose d'une voie veineuse périphérique. Or, la voie constitue un point d'entrée infectieux. Lors de la pose d'une voie veineuse périphérique, il faut un respect scrupuleux des principes d'asepsie. Comme l'indiquent les protocoles de bonnes pratiques en Europe, les mains du soignant, la peau du patient au niveau du point de ponction et l'ensemble du matériel de perfusion doivent être propre, le cathéter, lui, doit être stérile puisqu'il est introduit dans une veine et il doit y rester en place pendant plusieurs heures au moins, le plus souvent plusieurs jours dans le service. L'infirmière effectue la première tentative, elle échoue. Malheureusement, elle n'a qu'un seul cathéter acheté par la patiente. Elle doit donc faire un nouvel essai avec ce même cathéter. Or, elle a posé le guide métallique sur support non stérile sur les draps du lit. Elle ressort le cathéter et tente de réintroduire ce guide métallique souillé. Finalement elle le réutilise pour une nouvelle tentative. Non seulement le guide n'est plus du tout stérile mais, de plus, l'infirmière prend beaucoup de risque pour essayer de le réintroduire. Elle y parvient et fait une nouvelle tentative qui échoue. Elle demande à l'accompagnante de la patiente d'aller lui chercher un autre cathéter dans la boîte en carton sur le chariot. Résultat : l'accompagnant fouille dans la boîte sans vraiment trouver le bon cathéter. L'infirmière ne posera finalement pas de voie veineuse. Elle injectera le médicament en IVD, mais là encore, c'est un échec. La solution injectée n'est pas passée dans la circulation sanguine comme l'indique la boursouflure dans l'avant-bras droit. Quelques jours plus tard, l'avant-bras droit de cette jeune parturiente est enflammé, le point de ponction montrait déjà des signes cliniques d'infection pendant même qu'elle était encore hospitalisée. Rassurée par l'infirmière, elle est rentrée à domicile sans que rien ne soit fait pour cette infection. Arrivée chez elle, la jeune parturiente a laissé évoluer l'infection dans l'espoir de guérir. Malheureusement, lorsqu'elle se représente aux urgences quelques jours plus tard avec son bras nécrosé, c'est bel et bien ledit voie veineuse périphérique qui est à l'origine de cette infection locale grave.

Le diagnostic médical posé est une infection à caractère nécrosant. Le médecin lui propose de débrider toute la surface nécrosée déjà colonisée par les asticots. De manière anodine, sans prendre la peine de se laver d'abord les mains, il prend une boîte à pansement stérile dans l'autoclave et la pose sur la table d'examen où la dame était assise. Puis, il place un plateau dans lequel il dépose une paire de gants stériles enveloppés dans son papier d'origine. Lors du port des gants stériles, il les met et fait une première faute en enfilant le deuxième gant (prise du deuxième gant par la main qui porte déjà le premier au niveau du repli au lieu de le prendre sous le repli). Il porte maintenant les deux gants stériles avec lesquels il touche la boîte de stérilisation qu'il a sortie mains nues de l'autoclave — ses gants ne sont donc plus stériles — pour en sortir trois instruments (pince à disséquer, ciseaux et pince à bout mousse) qu'il dépose sur le papier des gants dont il se sert comme champ stérile. Au moment où il se rend compte qu'il n'a pas préparé les compresses, il élève la voix sur l'infirmier en lui ordonnant de venir lui servir les compresses. Celui-ci lui sert les gants en déposant une à une compresse sur le champ sans faute d'asepsie.

Le médecin s'approche alors de la patiente, sans ôter ses gants supposés stériles, il défait le bandage imbibé d'exsudat de la plaie de type purulo-sanglant… Ses gants ne sont plus définitivement stériles mais bien contaminés.

Ensuite, avec les pinces (supposées stériles), il retire une à une les compresses. La plaie de l'avant-bras est mise à nu on y découvre le plan musculo-tendineux du carpe et des métacarpes. Le médecin prend les compresses stériles déposées sur le champ avec la pince souillée, il demande à l'infirmier de verser de la Bétadine pour nettoyer la plaie. Il va renouveler l'opération plusieurs fois. La plaie est propre ou du moins entièrement débridée puisque n'apparaît que du tissu musculaire sain qui saigne. Il veut alors refaire le pansement avec du tulle gras. Et comme il a épuisé son stock de tulle gras de réserve pour cette même patiente hier, il charge l'infirmier qui cherchera en vain dans le matériel de soin de la patiente. Apparemment, la patiente n'en a pas acheté à la pharmacie alors qu'il lui en avait prescrit la veille. Le soignant va donc couvrir la plaie avec le reste de compresses stériles sèches. Ensuite, il remet un bandage. Il s'apprête à jeter les compresses et la bande souillée de l'ancien pansement mais la patiente récupère ladite bande. Du reste, nous pourrions multiplier les exemples comme ceux-sus cités pour démontrer que les normes d'hygiène ne sont pas suivies à la lettre pour garantir la sécurité du malade.

Au regard de ces différents cas pratiques présentés, ces dysfonctionnements, sont attestés déjà par plusieurs travaux antérieurs (Jaffré, 2003 ; Jaffré et Sardan, 2003), illustrent le quotidien des professionnels de santé dans les formations sanitaires africaines. Les acteurs ignorent à la limite ou passent outre les règles basiques de l'hygiène et l'utilisation du matériel qui est erronée. Lorsqu'on leur pose la question sur la théorie, les réponses données montrent que la plupart des professionnels de santé connaissent bien la théorie. Selon Alessandro (2012), les connaissances théoriques sont globalement ou relativement assez bien maîtrisées et bien réelles. Toutefois, bien que ce savoir ne suscite pas de traduction pratique ni véritablement de correspondance en pratique, il existe pourtant un constant décalage observé entre les discours et les actes chez certains d'entre eux. Les soignants ne manifestent pas d'opposition à ces pratiques mais plutôt une forme d'indifférence ou d'insouciance. En résumé, la nature de l'implication des soignants dans les pratiques d'hygiène n'est que formelle. Elle n'est ni productrice de sens ni d'utilité (Alter, 2002).Il ne s'agit certainement pas uniquement d'un manque de connaissances théoriques, encore moins de méconnaissance, mais plutôt d'un clivage entre les mots « se dire et réfléchir » qui ne désigne pas les pratiques et les pratiques routinières accomplies sans langage. C'est ce que Jaffré (2003) explique en ces termes : « *le plus souvent, il ne s'agit pas, ou tout au moins pas uniquement, d'incompétences techniques. Plutôt, d'une dissociation de l'acte technique du vouloir socialement construit qui devait en guider l'accomplissement* ». Penser l'hygiène hospitalière consiste donc à rendre compte de cette discordance et de cette apparente dissociation entre le geste et la parole.

8. Gestion de l'environnement hospitalier africain

La majorité des formations sanitaires ne disposent pas de service spécifique d'hygiène, encore moins d'hygiénistes spécifiquement dédié à la lutte contre le risque infectieux hospitalier. Les compétences de ces services sont limitées et se focalisent sur la supervision des manœuvres responsables du nettoyage des locaux et des espaces ouverts, la gestion du circuit des déchets et la distribution du matériel non médical. La supervision des manœuvres incombe aux majors de chaque service. Cependant, quand bien même ce service existerait à l'hôpital, théoriquement dans les faits, l'activité principale de ce service est réduit quasi exclusivement à la distribution de matériel non médical aux différents services de l'hôpital (essentiellement savons, désinfectants, balais, serpillières, gants de ménage, etc.), à la gestion des déchets limitée au stockage des ordures et déchets dangereux dans des bennes présentes dans les cours de l'hôpital et régulièrement transportées dans des décharges à ciel ouvert en périphérie de la ville. Dans ces hôpitaux, le service de lingerie n'existe pas : la literie est généralement fournie et entretenue par les patients et leurs accompagnants avec l'utilisation des latrines qui sont collectives à tous les patients sans distinction de maladie. Ils n'ont pas de service d'hôtellerie et consomme une nourriture dont la qualité hygiénique n'est pas contrôlée.

Malgré l'existence d'une cuisine centrale qui sert trois repas quotidiens à tous les patients hospitalisés, les formations sanitaires sont des structures qui abritent dans leurs enceintes d'autres institutions telles que le restaurant, la chapelle ou la mosquée et la morgue. Ces instituions sont des lieux de divertissement ou des lieux où des pratiques religieuses et sacrées ont largement leur place et y régulent leurs propres normes. Les procédures relatives à la prière, à la pratique des rites traditionnels et à l'accompagnement des morts s'y déploient en prenant l'aval sur les normes propres à l'hôpital. Les patients d'obédience musulmane continuent à faire des ablutions avant leurs cinq prières quotidiennes. Ce rite de purification ne manque cependant pas de conséquences sur l'hygiène de ces patients. Les ablutions en milieu hospitalier sont une occasion de démultiplier les germes et de les rendre accessibles aux autres patients du fait des relations permanentes que ces patients entretiennent dans cet univers des soins. Au cours des repas, des rites ou des prières, malades, visiteurs et soignants sont réunis sans distinction. Face au respect des mourants le corps du décédé n'est plus celui d'un patient, mais celui d'un parent que l'on purifie ou manipule sans protection particulière malgré les maladies transmissibles telles que la méningite, la tuberculose ou le sida n'ont plus de valeur, etc. Tous ces aspects symboliques contribuent au risque sanitaire infectieux autant que du lien social. Il s'agit des pratiques culturelles qui peuvent être considérées comme des vecteurs de transmission des infections nosocomiales et qui doivent être surveillées.

9. Hygiène hospitalière : prévention des infections nosocomiales à l'ère de la qualité

A travers les siècles, le développement de l'hygiène hospitalière a suivi de près celui des découvertes scientifiques et d'actes de soins spécifiques liées aux périodes de forte mortalité humaine du fait d'épidémies couplées à des réflexions sur l'amélioration des conditions de prises en charge des malades en milieux hospitaliers. La mise en place rigoureuse de ses pratiques repose sur l'héritage historique. Ces pratiques sont basées sur l'organisation de diverses mesures de prévention et de prise en charge de la lutte contre les risques infectieux. Dans les hôpitaux des pays du Nord, elles se sont largement généralisées au quotidien au cours des dernières décennies. Pour ces pays, l'hygiène hospitalière est devenue une mission de prévention et de contrôle des infections qui s'intègre parfaitement dans ce qui est aujourd'hui un challenge supplémentaire, à savoir la qualité des soins et la sécurité du patient.

L'introduction des pratiques d'hygiène hospitalière en Afrique est chose récente au regard de l'histoire. L'hygiène hospitalière « faire de la qualité » se fait de manière informelle. Or, l'hygiène hospitalière se définit aujourd'hui comme une politique qui offre un challenge supplémentaire dans l'organisation des soins de qualité. Elle vise la prévention, la lutte contre et le contrôle de l'infection hospitalière grâce à :

- des comportements responsables individuels et collectifs évitant l'apparition et la transmission des microorganismes pathogènes,
- des mesures et des techniques pour lutter contre des infections nosocomiales en milieux de soins ;
- un ensemble d'actions intéressant la propreté microbiologique dans les matériels de soins et locaux, le choix des produits et des matériels, la dispensation des soins, les circuits, les chaînes alimentaires, etc.
- une stratégie appropriée dont l'objectif est de prévenir la transmission des infections en posant des barrières (tactiques) sur les divers éléments.

Au regard des décalages entre les dimensions culturelles du risque et les mesures de prévention contre les infections, sans prétendre répondre au pourquoi de ces dysfonctionnements (Becker, 2002), il nous semble indispensable de souligner que la dimension culturelle relève une part importante nécessitant d'être explorer et pris en compte dans la dimension pluridisciplinaire du processus pratique des précautions comprise dans l'ensemble de dimensions qui codifient les notions de risque et de protection contre le mal, liées aux pratiques observées et démontrant la pluralité des actions à entreprendre conjointement pour améliorer la qualité des soins dans ces structures hospitalières. Ce qui soulève l'importance de l'humanisation des soins de Watson[16]qui tient compte non seulement de la dimension culturelle, mais aussi et surtout de toutes les autres dimensions dans la réalisation des soins de qualité.

Dans les sociétés africaines, certifier une maladie nécessite la focalisation des regards sur diverses conduites significatives qui s'appliquent cumulativement dans les pratiques alternatives d'hygiène endogène concurrentes avec les pratiques d'hygiène moderne : exemple dans *« la toilette corporelle, les règles de commensalité, le triage des déchets domestiques, les multiples mesures de protection vis-à-vis des relations interpersonnelles et sociales, et aussi de nombreuses attitudes d'évitement par rapport aux malades et aux cadavres, ou vis-à-vis des personnes ou lieux jugés sales et/ou impurs »* (Bonnet, 2003 : 9).

Justement dans la circonscription de ces pratiques alternatives, les soignants africains requièrent des connaissances académiques et les catégories de référence culturelles en matière de propreté et de prévention du risque (Vigarello, 1985) lui permettant de mobiliser les ressources nécessaires et de mettre en œuvre la prévention du risque ressenti pour se protéger contre la maladie. Ce qui expliquerait le fait que bon nombre de soignants africains n'adoptent pas des conduites rigoureuses d'hygiène hospitalière. Mais ce qui est important de noter ici ce sont les pratiques d'hygiène hospitalière qui s'inscrivent dans un espace déjà structuré socialement et techniquement. Desjeux, (2002) cité par Alessandro (2012).

Etant donné que le monde évolue déjà dans l'ère de la qualité du soin, l'innovation et la diffusion de nouvelles pratiques d'hygiène

---

[16] Kérouac. S. et *al.* 2010 « la pensée infirmière », 3e édition Chenelière éducation.

hospitalière dans le contexte africain devraient s'inscrire dans le paradigme de la catégorisation[17], surtout que ce paradigme trouve en plein sa place au sein des sociétés africaines. Pour y arriver, les écoles de formations devraient revoir le modèle biomédical de santé organiste enseigné aux professionnels de santé et l'adapter à la réalité africaine. Ce qui suscite la remise en question du type de référentiel - compétence qu'utilisent ces écoles. Aussi, le rôle du gestionnaire est vivement interpellé dans la résolution des problèmes organisationnels avec la mise en œuvre d'un système d'information sanitaire et de la qualité de soin pour améliorer la prévention du risque infectieux au sein des formations sanitaires.

10. Hygiène hospitalière : analyse du phénomène

La problématique de l'hygiène hospitalière dans les formations sanitaires en Afrique doit être comprise sous le prisme de l'analyse stratégique de Crozier (1977). Ce paradigme met l'individu ou l'acteur dans les situations de contraintes où il a le pouvoir ou la liberté d'agir dans son système. Grâce à cette approche théorique, nous pouvons considérer l'hôpital en Afrique comme une organisation fondée sur des règles de fonctionnement parfois respectées, parfois bafouées. C'est à travers cette démarche que nous avons relevé des dysfonctionnements sur l'observance des règles d'hygiène au sein des formations sanitaires. Cette inobservance a des conséquences sur les acteurs qui vivent dans cet univers à savoir les professionnels de santé eux-mêmes et les patients qui y séjournent. Cette situation rejoint étrangement les travaux de Hours (1985) qui analyse les insuffisances dans les structures sanitaires publiques au Cameroun. Selon lui, dans le secteur public, en matière de soins en général, les conditions dans lesquelles fonctionnent les services hospitaliers sont sordides et ceux-ci apparaissent comme des « mouroirs ». En somme, c'est le système de santé dans le tiers monde qui est interrogé. L'insalubrité ambiante qui caractérise l'environnement immédiat des patients ne montre-t-elle pas qu'on ne peut pas prétendre guérir les corps des malades sans se préoccuper de la société où ils vivent et des rapports qu'ils entretiennent avec les institutions medico-sanitaires.

---

[17] Nkoum et *al.* 2013, p.141

La formation du personnel de santé comporte certes des modules leur permettant d'observer toutes les règles requises en matière d'hygiène hospitalière. Toutefois, leur insuffisance en termes d'effectifs les mets dans une situation de pression permanente. Cela ne leur permet pas d'observer rigoureusement ces principes rationnels qui sont pourtant des exigences professionnelles de premier plan. La conséquence est que le personnel de santé lui-même est exposé aux infections nosocomiales tout comme de nombreux patients qui y séjournent. La réflexion expose à partir des faits empiriques, une culture d'hygiène en milieu hospitalier devenue une gageure et exposant les acteurs du milieu à des risques de morbidité indescriptibles. Ainsi, les facteurs comme la pression, la pauvreté des patients deviennent des mobiles qui font perdre la rationalité des gestes et des règles de la pratique de la médecine dans les formations sanitaires africaines. L'entretien des salles de consultation et d'hospitalisation comporte beaucoup d'insuffisances, ce qui croit le risque des infections nosocomiales. Par ailleurs, les déchets hospitaliers ne sont pas gérés selon les règles requises en la matière qui exigent l'incinération. Leur exposition dans les enceintes de l'établissement hospitalier contribue à mettre en danger le personnel de santé et les patients. Par ailleurs, ces déchets font l'objet de récupération quotidienne par les « fouilleurs » qui en ont fait leur « boulot » et qui nourrissent leurs familles à partir de cette activité à risque. Ces fouilleurs contractent sans doute des infections nosocomiales qui contaminent à leurs familles et à la société. A ce rythme, nous sommes tous exposés aux conséquences de la mauvaise hygiène hospitalière. Cette réflexion vise à susciter la prise de conscience des pouvoirs publics et surtout des responsables en charge des établissements hospitaliers sur les risques et les conséquences des infections nosocomiales sur la société tout entière. Une remédiation de cette situation devrait s'appuyer sur le décalage entre la norme et le réel. Sans exclure personne, il est important que les responsables des établissements hospitaliers et le personnel de santé prennent le devant de la scène pour leur propre protection et la protection des autres personnes en l'occurrence des patients.

Conclusion

Cette réflexion a porté sur l'hygiène hospitalière en Afrique. Le constat fait est que les établissements sanitaires dans les pays africains ne sont pas seulement des lieux où les soins sont prodigués. Mais, ils sont aussi des milieux par excellence où se propagent les infections multiples du fait de la mauvaise qualité d'hygiène qu'on y pratique. Notre objectif a donc été de décrire cette situation tout en donnant ses facteurs explicatifs. La revue de la littérature a permis de décrire la situation au niveau africain. Mais, la recherche sur le terrain s'est effectuée à l'hôpital central de Yaoundé, établissement hospitalier de référence qui accueille les patients venant de toute l'Afrique. Les échanges avec les professionnels de santé ont permis de constater où la pression née du surpoids du travail et de l'insuffisance des ressources humaines, l'observance des pratiques en matière d'hygiène n'est pas respectée. Cette situation n'est pas surprenante dans la mesure où en Afrique, les pratiques d'hygiène hospitalière ont été introduites récemment au regard de l'histoire. Comment peut-on comprendre les pratiques d'hygiène dans les formations sanitaires en Afrique ? Se demandait Alter (2000). Ce qui revient à analyser les réinterprétations successives (Goudineau, 2002) d'une innovation qui, dans ce contexte, correspond à un emprunt fait à un autre univers sociotechnique au risque d'un découplage des mots et des choses. Le décalage récurrent entre le geste et la parole, entre la théorie et la pratique témoigne d'une absence d'appropriation de cette technique par les soignants. Comme nous l'avons montré, ce décalage se construit à l'intérieur de trois dimensions principales : d'abord, l'existence d'un découplage entre une théorie énoncée hors contexte et une réalité professionnelle ; ensuite, la formation sanitaire qui ne constitue pas un monde à part où prédomineraient les normes techniques, mais plutôt un véritable espace vécu où diverses pratiques sociales y interfèrent avec les codes et les réglementations techniques ; enfin, l'environnement culturel construit des représentations des risques et des erreurs médicales minorés voire niés. Plutôt que de développer des formations abstraites, aider à l'intégration personnelle et collective, le savoir-faire serait, sans aucun doute, la principale façon de prévenir le risque infectieux. Comme notre étude le suggère, le contrôle des risques infectieux hospitaliers repose sur une appropriation de techniques qui restent encore très largement perçues comme exogènes et dénuées de fondements pratiques. En définitive, notre approche managériale polysémique s'est voulue plurielle. En effet, l'observation de l'hôpital selon la perspective orientée vers la gestion stratégique du développement des ressources humaines a souligné l'importance des diverses logiques politiques, économiques et administratives contraignant les soignants dans leurs activités professionnelles (Olivier de Sardan, 2001 ; Jaffré et Olivier de Sardan, 2003).

Par ailleurs, une attention portée aux sensibilités a dévoilé les dimensions affectives et morales remodelant le formalisme technique de la pratique médicale (Corbin, 1990 ; Jaffré, 2006).Une certaine focalisation sur les techniques nous a permis d'explorer la relation des soignants avec des outils cognitifs et les représentations du monde qu'ils présupposent (Vinck, 1999 ; Akrich, 1990 ; Latour, 1994).En somme, l'hygiène hospitalière devrait s'intégrer dans la démarche qualité de soins qui est l'élément structurant et prioritaire du bon fonctionnement des formations sanitaires en Afrique afin de réduire au maximum les risques infectieux et offrir à la communauté africaine le prolongement de l'espérance de vie de l'homme dans son environnement.

Références bibliographiques

- Alessandro, E. (2016). *« Prévenir le risque infectieux à l'hôpital ?* », Anthropologie & Santé [En ligne], 4 | 2012, URL : http://anthropologiesante.revues.org/835 ; DOI: 10.4000/anthropologiesanté.835 Chercheur associé, CNRS, UMI 3189, Faculté de Médecine, Secteur Nord, 13015 Marseille.
- Alessandro, E., Soula, G., Jaffre, Y., Gourouza, B., Adehossi, E., et Delmont, J. (2012). « Pandémie grippale A/H5N1 et niveau de préparation du Niger : une étude sur les connaissances des soignants et l'organisation générale des soins », in *Bulletin de la Société de Pathologies Exotiques*, 105 (1) : 68-75.
- Alter, N. (2002). « L'innovation, un processus collectif ambigu », In ALTER N. (dir.), *Les logiques de l'innovation, Approche pluridisciplinaire*. Paris, La Découverte.
- Berhe, N ; Hailu A. & Abraham, Y. (2001). « *Inter-current and nosocomial infections among visceral leishmaniasis patients in Ethiopia : an observational study »,* Acta Tropica, 80 (2) :96-95.
- Bonah, C. (2007). *Histoire de l'expérimentation humaine en France, Discours et pratiques 1900-1940*. Paris, Les Belles Lettres.
- Bonnet, D. (2003). « *Transmission, préventions et hygiènes en Afrique de l'Ouest, une question anthropologique »,* In Bonnet D. et Jaffre Y. (dir.), *Les maladies de passage, Transmissions, préventions et hygiènes en Afrique de l'Ouest*. Paris, Karthala : 1-26.

- Chevalier, B., Margery, J., & Wade, B. (2008). « *Perception du risque nosocomial parmi le personnel hospitalier de l'Hôpital Principal de Dakar »,* Médecine Tropicale, 68 : 593-96.

- Cheick Oumar Bagayoko. (2010). « *Mise en place d'un système d'information hospitalier en Afrique francophone : étude et validation du modèle au Mali »* Thèse – Université de la méditerranée Aix- Marseille II.

- Corbin, A. (1990). « *Histoire et anthropologie sensorielle »,* Anthropologie et sociétés, 14 (2) :13-24.

- Crozier, M., Freiberg, E. (1977). *L'acteur et le système. Les contraintes de l'action collective,* Paris, le Seuil.

- Desjeux, D. (2002). « L'innovation entre acteurs, structure et situation », In ALTER N. (dir.), *Les logiques de l'innovation, Approche pluridisciplinaire.* Paris, La Découverte.

- Ducell G., Fabry, J., & Nicoll, L. (2008). *Prévention des infections nosocomiales,* Guide pratique, 2ème édition, Organisation mondiale de la Santé.

- Ellenberg, E. (2005). « *L'infection nosocomiale : relire l'histoire et penser au présent »,* Santé Publique, 17 : 471-474.

- Fremont, A. (1999). *La région, espace vécu.* Paris, Flammarion.

- Goudineau, C. (2002). *Par Toutatis ! Que reste-t-il de la Gaule ?* Paris, Seuil.

- Hancart-Petite, T, P., Dumas C., Faurand-Touraine A. et *al*., 2011. Social and cultural dimensions of hygiene in Cambodian health care facilities, *BMC Public Health,* 11 (83). DOI: 10.1186/1471-2458-11-83.

- Hours B., (1985). *L'Etat sorcier : santé publique et société au Cameroun*, Paris, Harmattan

- Jaffre, Y. & De Sardan, J-P. (2003). « *Un diagnostic socio-anthropologique : des centres de santé malades »*, In Jaffre Y. et De Sardan J-P. (dir.), *Une médecine inhospitalière. Les difficiles relations entre soignants et soignés dans cinq capitales d'Afrique de l'Ouest*. Paris, Karthala : pages 51-102.

- Jaffre, Y. (2003). « *Anthropologie et hygiène hospitalière »,* In Bonnet, D. et Jaffre, Y. (dir.), *Les maladies de passage, Transmissions, préventions, et hygiènes en Afrique de l'Ouest*. Paris, Karthala : 341-373.

- Jaffre, Y. (2006). « *Les terrains d'une anthropologie comparative des sensibilités et des catégories affectives »*, Face à Face, 9 : 56-62.

- Koumare, A., Sissoko, F., & Diop A. (2008). « *Facteurs influençant l'infection nosocomiale en milieu chirurgical à l'hôpital du point G »*, Mali Médical, 23 (3) : 44-46.

- Latour, B. (1994). « *Une sociologie sans objet ? Remarques sur l'inter objectivité »,* Sociologie du travail, 4 : 587-608.

- Madhi, S., Ismail K ; O'reilly, C ; Cutland, C. (2004). «Importance of respiratory syncytial virus infections in an African setting », In Tropical *Medicine and International Health*, 9(4) : 491-498.
- N'doye, B., Hugard, L. & Diem, Y, (1995). « *Septicémies nosocomiales dues à des entérobactéries multi résistantes : premières considérations à partir de 32 cas observés dans un environnement hospitalier africain* », Médecine Tropicale, 55 (4) : 354-56.
- ORGANISATION MONDIALE DE LA SANTE, (2006). Country Health System Fact Sheet 2006, Niger. http://www.who.int/whosis/mort/profiles/mort_afro_ner_niger.pdf (page consultée le 15/04/2012) http://www.who.int/gpsc/background/fr/index.html (page consulté le 15/04/2012)
- Panzac D., 1986. *Quarantaines et Lazarets. L'Europe et la peste d'Orient*. Aix-en-Provence, Edisud.
- Simon, F., Demortiere, E. & Chadli, M. (2006). « *Le risque nosocomial en Afrique intertropicale. Partie 1 : Le contexte* », Médecine Tropicale, 66 : 91-96.
- Simon, F ; Kraemer, P. & De Pina, J-J. (2007). « *Le risque nosocomial en Afrique intertropicale. Partie 2 : Les infections des patients* ». Médecine Tropicale, 67 : 197-203.
- Suetens, C. (2011). « *Surveillance et prévention des infections nosocomiales, 10 ans du Raisin* », Actes du colloque Raisin, InVS, 27 avril 2011, page 6.
- Vinck, D. (1999). « *Les objets intermédiaires dans les réseaux de coopération scientifique. Contribution à la prise en compte des objets dans les dynamiques sociales* ». Revue française de Sociologie, XL-2 : 385-414.

Conclusion

En conclusion, l'ouvrage s'inscrit dans le champ de l'approche pluridisciplinaire, c'est-à- dire, la santé publique, l'anthropologie, la sociologie, la médecine etc. Cette pluridisciplinarité est vivement recommandée pour l'étude et la recherche des solutions durables aux problèmes de santé. Les sujets abordés sont préiminants du fait de leur ampleur et de leur gravité. Il est evident que les Maladies Tropicales Négligées connaissent une montée fulgurante sous les tropiques alors que les actions visant leur eradication ne suivent pas. Dans les zones endémiques tout le monde y est exposé. Malheureusement, l'Etat et ses partenaires au développement n'accordent aucune priorité à ces pathologies. Le paludisme, le VIH/SIDA, la tuberculose bénéficie de l'attention des pouvoirs publics et de la communauté internationale. Pourtant, les taux de prevalence et les dégâts entre ces pathologies bénéficiant de l'attention et les MTN sont parfois les mêmes. L'initiative du Collectif Anthropologie-Santé publique d'organiser un colloque international a été un engagement salutaire. Les Maladies Tropicales Négligées ont des causes naturelles du fait de la situation contextuelle de l'Afrique. En même temps, celles-ci de par leur ampleur entraînent des consequences sanitaires, économiques et sociales dangereuses. La loase et l'ulcère de buruli abordées dans le cadre de cet ouvrage constituent des exemples du caractère dramatique de ces pathologies spécifiquement africaines. Le Cameroun et les autres pays africains ont souscrit en 2015 au Objectifs du Développement Durable (ODD) dont le N° 3 est consacré à la santé et le bien- être des populations. Il vise : "*à permettre à tous de vivre en bonne santé et promouvoir le bien-être de tous à tout âge*". L'atteinte de cet ODD à l'horizon 2035 ne pourra pas se faire sans un engagement politique veritable destiné à lutter efficacement contre la maladie sous toutes ses formes. Le but de cet ouvrage est donc de susciter un intérêt en vue d'une prise en compte des MTN.

Le deuxième volet de cette production scientifique porte sur les infections nosocomiales. En effet, les formations sanitaires en Afrique sont devenues des véritables "mouroirs" où se propagent les maladies diverses. Ainsi, les patients venus soigner une pathologie en contractent d'autres pathologies. De même, la manipulation des déchets hospitaliers constitue un risque élevé de contamination aussi bien chez les patients que chez les prestataires de soins. L'ouvrage revient sur sur l'éternel problème de gestion des déchets hospitaliers et en appelle à une capacitation, une sensibilisation et un renforcement des capacités du personnel de santé sur la prévention des accidents et risques liés à la gestion des déchets hospitaliers dans les établissements hospitaliers. A travers cet ouvrage, le Collectif Anthropologie-Santé Publique se positionne désormais pour jouer un rôle d'avangardiste en éveillant les consciences léthargiques par rapport aux fléaux qui dévastent encore l'humanité en ce 21è siècle commancant.

A-t-on encore besoin de reppeler que la santé est un déterminant fondamental de l'être humain et le moteur du développement de toute société ? Le socle de développement de toute nation s'enracine à partir de la santé des populations qui constituent ladite nation. Les Etats africains comprennent-t-ils la place de la santé dans le processus de leur plein épanouissement ? Ces questions à notre avis sont plus importantes que les réponses. Elles sont interpelatrices et exhortantes à l'endroit des africains qui aspirent à l'émergence. Celle-ci est certes économique, mais il reste qu'elle a un support et un soubassement sanitaire incontestable. Sans une santé affirmée, aucune nation, aucun individu ne peut prétendre contribuer à un développement ou aspirer au mieux être total. Les Maladies Tropicales Négligées et les infections nosocomiales ne dicipent-t-elles pas cette lueur d'espoir qui anime l'Afrique et qui lui fait aspirer à une émergence future ? Le présent ouvrage est une contribution qui doit accompagner les Etats africains dans leurs ambitions et leurs aspirations si tant est qu'il débouche sur le constat qu'il est légitime de construire le futur de notre contient en prenant en compte les problèmes de santé graves de l'ère.

Julienne Louise Ngo Likeng

Index des mots clés

O

P

Q

R

S

T

U

Y

A propos du CASP

Le ***Collectif Anthropologie-Santé Publique*** (CASP) est un mouvement scientifique créé qui a pour but de former les étudiants dans la recherche et de mener des reflexions et des actions sur les grands problèmes de santé de l'ère selon une approche pluridisciplinaire afin de proposer des solutions.

Par ailleurs, le CASP renforce les capacités organisationnelles et méthodologiques des personnes en quête de formation. L'équipe de consultants et de chercheurs en Anthropologie et en Santé publique est pluridisciplainaire et utilisent des méthodes de recherche mixtes[1]pour résoudre des problématiques de Santé publique.

Le CASP offre des services adéquats autant dans le cadre de la consultance que dans le cadre des formations. Ces services sont les suivants :

- La collecte, l'exploitation et l'analyse des données ;
- La gestion des projets ;
- La consultance [2] ;
- La rédaction scientifique ;
- La surveillance épidémiologique ;
- Le plaidoyer en Santé publique ;
- Le suivi-évaluation ;
- La sécurité sanitaire ;
- La santé affective ;

---

[1] Des approches à la fois qualitatives et quantitatives.

[2] Les thématiques portées par la CASP sont : le VIH/Sida, l'environnement, le genre, les maladies du PEV, les maladies chroniques, les maladies parasitaires, les maladies cardiovasculaires…

- Les besoins nutritionnels ;
- Les migrations ;
- La santé communauataire ;
- La gérontologie ;
- La santé de la mère et de l'enfant.

COLLECTIF ANTHROPOLOGIE – SANTÉ PUBLIQUE

BP : 3258 Yaoundé – CAMEROUN
E-mail : *collectif.anthSP@gmail.com*

Structures éditoriales du groupe L'Harmattan

L'Harmattan Italie
Via degli Artisti, 15
10124 Torino
harmattan.italia@gmail.com

L'Harmattan Hongrie
Kossuth l. u. 14-16.
1053 Budapest
harmattan@harmattan.hu

L'Harmattan Sénégal
10 VDN en face Mermoz
BP 45034 Dakar-Fann
senharmattan@gmail.com

L'Harmattan Cameroun
TSINGA/FECAFOOT
BP 11486 Yaoundé
inkoukam@gmail.com

L'Harmattan Burkina Faso
Achille Somé – tengnule@hotmail.fr

L'Harmattan Guinée
Almamya, rue KA 028 OKB Agency
BP 3470 Conakry
harmattanguinee@yahoo.fr

L'Harmattan RDC
185, avenue Nyangwe
Commune de Lingwala – Kinshasa
matangilamusadila@yahoo.fr

L'Harmattan Congo
67, boulevard Denis-Sassou-N'Guesso
BP 2874 Brazzaville
harmattan.congo@yahoo.fr

L'Harmattan Mali
ACI 2000 - Immeuble Mgr Jean Marie Cisse
Bureau 10
BP 145 Bamako-Mali
mali@harmattan.fr

L'Harmattan Togo
Djidjole – Lomé
Maison Amela
face EPP BATOME
ddamela@aol.com

L'Harmattan Côte d'Ivoire
Résidence Karl – Cité des Arts
Abidjan-Cocody
03 BP 1588 Abidjan
espace_harmattan.ci@hotmail.fr

Nos librairies en France

Librairie internationale
16, rue des Écoles
75005 Paris
librairie.internationale@harmattan.fr
01 40 46 79 11
www.librairieharmattan.com

Librairie des savoirs
21, rue des Écoles
75005 Paris
librairie.sh@harmattan.fr
01 46 34 13 71
www.librairieharmattansh.com

Librairie Le Lucernaire
53, rue Notre-Dame-des-Champs
75006 Paris
librairie@lucernaire.fr
01 42 22 67 13

www.ingramcontent.com/pod-product-compliance
Lightning Source LLC
LaVergne TN
LVHW011023061026
849535LV00006B/2037